訪問看護師による在宅療養生活支援を
可視化する

希望実現モデル

編著

川村佐和子
公益財団法人東京都医学総合研究所
社会健康医学研究センター 研究員

執筆（執筆順）

酒井美絵子
武蔵野大学大学院看護学研究科 教授

尾﨑章子
東北大学大学院医学系研究科 教授

秋山 智
広島国際大学大学院看護学研究科 教授

中野康子
関西国際大学大学院看護学研究科 准教授

萩田妙子
社会福祉法人十字の園 浜松十字の園

原口道子
公益財団法人東京都医学総合研究所
社会健康医学研究センター 主席研究員

蒔田寛子
豊橋創造大学大学院健康科学研究科 教授

中山優季
公益財団法人東京都医学総合研究所
社会健康医学研究センター 副参事研究員

医学書院

訪問看護師による在宅療養生活支援を可視化する
希望実現モデル

発　行　2024 年 2 月 1 日　第 1 版第 1 刷Ⓒ

編　著　川村佐和子
　　　　（かわむらさわこ）

発行者　株式会社　医学書院
　　　　代表取締役　金原　俊
　　　　〒113-8719　東京都文京区本郷 1-28-23
　　　　電話　03-3817-5600（社内案内）

印刷・製本　三報社印刷

ISBN978-4-260-05337-2

はじめに

—— この本を出す経緯（着想）と思い，
　　在宅療養生活支援の可視化の必要性について

　在宅療養者の居宅で看護を提供する「訪問看護」が制度化されてから30年を経過した。現在では，訪問看護事業所も全国で1万カ所を数えるほどに増加し，人工呼吸療法や疼痛管理などを行う在宅療養者や，ターミナル期の在宅療養者も珍しいことではなくなった。居宅に在る療養者に対する看護提供（在宅看護）の発展には目覚ましいものがある。

　訪問看護師や施設看護師など，在宅で看護を提供する看護師は，健康問題を抱え，それに対処しながら生活する人々の最も身近な看護職である。なかでも訪問看護師は，人々がそれぞれの生活を営む場において，それぞれ異なる生活の在り方や環境を尊重して看護を提供していくものである。すなわち，医療施設内において環境条件や目標を限定して提供してきた従来の看護が生み出す価値に加えて，新たな価値観に基づく看護を見いだし，提供している。その新たな価値観とは，在宅療養者本人や家族が持つ「どのように生活したいか」「どのように生きていきたいか」という希望を実現するために在宅療養生活を組み立て，支援していくという在宅療養者主体の価値観である。

　しかしこのような価値観に基づく看護は，それこそが本来的な意味での「在宅療養生活支援」であるにもかかわらず，ボランティア的な無償支援として提供されてきた。それらの看護の実践が可視化されておらず，制度の上で評価する枠組みがなかったことなどがその理由である。

　そこで筆者らは，そのように可視化困難な訪問看護，特に，自宅における在宅療養生活支援の可視化を図りたいという願いを，大胆にも抱くようになった。それはすなわち，在宅療養生活支援を客観視し，今後の看護をさらに科学化して豊かにし，人々にとってより有用なものに創造

していきたいという願いである。

　本書はこのような考えを共有する看護師が集まり，6年間余りの討論を経て，執筆したものである。このグループは，在宅において療養する人々やその療養生活に深い関心を持ち，博士論文の課題として取り上げるなど，在宅療養者の生活の質向上のために，長年，研究を継続してきた看護師から成る集団である。

■本書の構成

　自宅に在る在宅療養者に対して提供する訪問看護（在宅療養生活支援）は，看護という枠組みの中にあることは言うまでもない。そこで本書の第1部では，看護そのものの枠組みから可視化を始めることとした。第1章では，看護の法的位置づけを確認し，その中で在宅療養者への看護（在宅療養生活支援）がどのように位置づけられているかを明らかにしている。第2・3章では，在宅療養者への在宅療養生活支援に焦点を絞って，実践を可視化するための基盤となる，訪問看護師の思想的特徴を解説している。

　看護業務はその提供過程と消費過程が同時間帯に起こるため，実態を客観化することは困難である。また，価値評価においても，診療の補助業務では医学的検査結果や症状の改善などの客観的な資料を用いて評価できるものの，それは看護業務の一部でしかない。看護師が目的とする人々の生活の質の改善や，看護師の支援がその改善のためにどのように有効に機能したかということを客観化することにもまた，大きな困難がある。そのため，看護の質向上を図るためには，まず看護提供過程を可視化しなければならないという課題が出てくる。

　そこで第2部では，在宅療養者への看護（在宅療養生活支援）提供過程を可視化するものとして「希望実現モデル」を提示する。第1部第1章で解説したように，看護師の業務は，保健師助産師看護師法の第5条に「療養上の世話又は診療の補助」と規定されている。近年になっ

て，行政は「療養上の世話」を看護が主体的に行う業務として認め，その実態を「療養生活支援」とする解釈を示した（11頁）。この解釈に基づいて，看護の主体的業務を療養上の世話すなわち療養生活支援として把握し，健康問題への対処（診療の補助業務）も含め，在宅療養者の生活の質の向上を目指す支援プロセスをモデルの原型とすることにした。

　看護の質向上を図る上では，評価が必要になる。しかし，わが国における看護研究成果を概観したところ，在宅療養生活の質を測定する方法に関する研究は多くはなく，一つの方法に絞るまでに至っていないのではないかと考えられた。そこで，討論の結果，今回は目標管理的なプロセスを用いることとし，健康課題の安定性を確認したうえで，在宅療養生活支援計画の当初に，在宅療養者が求める療養生活上の希望を支援目標として配置し，その実現に向けて支援計画を立て，希望実現の度合いについて評価するという考え方を採用することとした。そのため本モデルの名称を希望実現モデルとした。

　第3部では，この希望実現モデルを実践に適用する際の具体例として，2人の在宅療養者の場合を示した。さらに，読者がそれぞれの在宅療養者に活用できるよう，本モデルのひな形をデータで配布する（x頁）。ぜひ広くご活用いただければ幸いである。

■ 希望実現モデルの社会的意義

　2023年2月に，国は「ポスト2025年の医療・介護提供体制の姿（案）」を提言した*。国は，「できる限り住み慣れた地域で，これまでの日常生活に近い環境で暮らし続けたいという国民の想いに応えるためには，（中略）在宅復帰・在宅療養支援等を含む（中略）地域で完結して提供される，地域包括ケアシステムが構築されている必要がある」（下線筆者），「こうしたシステムが構築されていることで，例えば要介護に

＊厚生労働省：地域における医療及び介護を総合的に確保するための基本的な方針（総合確保方針）．令和5年3月17日一部改正．2023.

なって在宅を中心に入退院を繰り返し（中略），最後は看取りを要することになっても，生活の質（QOL）を重視しながら，必要な医療・介護を受けることができる」という在り方を描いている。希望実現モデルは，「ときどき入院，ほぼ在宅」を継続する人々の生活の質（QOL）を最後まで重視し，支えるモデルであり，国が描く在り方を具現化しようとするものと考えられる。

　看護師は，特に訪問看護師は生活の中で医療を提供するという職能を持ち，恒常的に医療を必要としつつ「ときどき入院，ほぼ在宅」の生活を営む人々を支えるに適切な職種である。本書がこの特徴を可視化し，住民の目に明らかにする第一歩として位置づけられると幸いである。さらに住民のみならず，複数の看護職や他職種から成る支援チームのメンバーにも在宅療養生活支援を客観的に示すことで，複数の意見を取り入れた計画や協働が容易となり，看護に対する他職種からの助言や協力，評価も得られやすくなり，地域包括ケアシステムに寄与することも期待される。

　希望実現モデルは，在宅療養者が，「その人らしく生きること」を支えるモデル作成の試みである。しかし，「その人らしく」という言葉は極めて抽象的であって，具体的な支援目標とすることには困難が大きい。グループで討論するうちに，一つ一つの細かい日常生活の在り方が蓄積して，「その人らしさ」を構成していくのではないかという結論に至った。つまり，日常的にある，または日常の少し先にある身近な希望「子どもの夕食を作りたい」とか「親の墓参に行きたい」「妻と公園に花見に行きたい」など（具体的に示される支援目標）を汲み取り，その実現を繰り返して，「その人らしい」生活を構築していくと考えてもよいのではないか。訪問看護師は健康課題（病気）があっても，その時々の健康状態を安定させ，悪化を予防しつつ，日常の一つ一つの希望を実現して，在宅療養者の生きていく力を強め，生きることに光を見つけていくことを支援する，前向きな支援者ではないだろうか。

さらに，疾病が重度化し，障害が重度化している在宅療養者が具体的な希望を実現できることは，在宅療養者自身の喜びであるが，同時にそれを知ったほかの在宅療養者や人々がより高い希望を持つことにつながる。例えば，ALSを持ち，呼吸を人工呼吸器に依存し，重度障害者であった橋本操さんという女性がいた。橋本さんが患者会に出席することで，居合わせた同病者や支援者たち，そして人々は，橋本さんの健康状態であっても，「人工呼吸器につながれた貧しい日々」ではなく，「自由に社会参加する日々」の可能性があることに気づいたのである。そして特に病を持つ当事者は，自身の希望を膨らませたり，その後の生活に豊かさを感じたりするようになったという。また，橋本さんに会うことによって，支援者は現在，提供している支援の質を高めようと工夫し，実現を図ろうと努力するようになった。筆者にとっても，橋本さんの存在が一人一人の希望の実現や支援につながり，その結果が社会を変えていくさまを知る経験となった。このように希望の実現は，目前の一人に対する支援かもしれないが，その個人や社会にとっての意義は大きい。訪問看護師は個人の希望実現だけでなく，その実在が社会の変革の基礎になるように発展させることを期待されている。

　希望実現モデルは，在宅療養者が自身の生活を見つめ，その拡大や充実を確認し，自分らしく生きることの実現のために努力する計画でもある。また，希望実現のためにケアシステムを活用する支援モデルと言うこともできる。このモデル化はいまだ完成したとは言えないが，まず着手することの意義に応じて，ここに公開を考えたところである。これからの人々の生活を豊かにし，訪問看護の発展に寄与できれば幸いである。

　2024年1月

　　　　　　　　　　　　　　　　　　　　　　　川村佐和子

はじめに──この本を出す経緯（着想）と思い，
　　　　在宅療養生活支援の可視化の必要性について│川村佐和子　iii

第1部　在宅療養生活支援の可視化の背景　1

第1章　在宅療養生活支援の法的位置づけ│酒井美絵子, 川村佐和子　2

1　看護業務を規定する法制度　3
2　訪問看護師の業務と特徴　23
3　看護師の法的責任　29

第2章　在宅療養者・家族に対する多面的理解│尾﨑章子　34

1　在宅療養者への視座　35
2　在宅療養者の家族への視座　39
3　相互に影響し合う在宅療養者と家族　45
4　在宅療養者と家族の QOL を高める　47

第3章　在宅療養生活支援の基盤

│秋山 智, 中野康子, 萩田妙子, 原口道子, 川村佐和子　50

1　在宅療養者と看護師の信頼関係　51
2　訪問看護師の倫理的姿勢　61
3　在宅療養支援における意思決定支援　69

第2部　希望実現モデル　79

第1章　希望実現モデルを用いた在宅療養生活支援の可視化

│川村佐和子　80

1　希望実現モデルとは何か　81
2　希望実現モデルの構造　82
3　希望実現モデルの前提条件　85
4　希望実現モデルの構造の詳細　87
5　在宅療養者の希望を実現する社会的意義　98

第2章 在宅療養者の希望を知る｜秋山 智 101

　1 在宅療養者の「思い」と「希望」 102
　2 在宅療養者の希望を知るための基盤 105
　3 どのように在宅療養者の背景や現在の思いを知るか 106
　4 希望を把握する際の注意点 111
　5 家族や周囲の人の協力を得る 114

第3章 在宅療養生活支援における情報収集とアセスメント
　　　｜蒔田寛子，尾崎章子，中野康子 117

　1 在宅療養生活支援における情報収集とアセスメントの特徴 118
　2 在宅療養生活支援のための情報収集 123
　3 収集した情報のアセスメント 152

第4章 希望実現モデルにおける計画の変更または終了
　　　｜川村佐和子 165

　1 在宅療養者の健康状態の変化 166
　2 在宅療養者による変更の提案 167
　3 在宅療養生活環境の変化 169
　4 危険の回避 170

第5章 希望実現モデルを用いた評価｜蒔田寛子，川村佐和子 172

　1 在宅療養者からの評価 174
　2 訪問看護師としての評価 175
　3 訪問看護事業所としての評価 178

第3部 希望実現モデルの活用例 183

事例1 脳梗塞後に気管切開を受けた70代男性の「花見に行く」という
　　　希望を実現する｜酒井美絵子，川村佐和子 184

事例2 ALSを持つ40代女性の「帰宅した娘を毎日出迎えたい」という
　　　希望を実現する｜中山優季，原口道子 199

おわりに｜川村佐和子 211

索引 213

本書の用語

　本書では，次に挙げる用語を，以下のように特定の意味を持って使用している。

- **希望**…療養者の生活の質を向上するための，日常的なあるいは療養者が望む具体的な目標
- **療養生活支援**…法的根拠に基づく，看護の主体的業務
- **在宅療養**…居住の場は多様であるが，療養者が自身で管理するところを指す
- **訪問看護**…在宅療養者の居宅に訪問して行う看護。本書では自宅への訪問を指して用いる
- **健康状態**…病気に起因する症状のほかに，一般的な不調（風邪，睡眠不足など）や情緒不安定を含める
- **支援計画**…希望実現のための在宅療養生活支援計画とする

希望実現モデル（ひな形）
データダウンロード

https://www.igaku-shoin.co.jp/book/detail/112275#tab1

デザイン　デザインワークショップジン

在宅療養生活支援の
可視化の背景

第1部では，在宅療養生活支援の可視化の基礎となる諸点を述べる。第1章では，法制度の規定から，看護の主体的業務を療養生活支援として確認し，第2部で提示する「希望実現モデル」の核となる考え方を示す。第2章では，直接的な人的環境である家族の生活と調和したモデルを作成するために，在宅療養者と家族を多角的に理解するための考え方を述べる。第3章では，希望実現モデルで目標となる在宅療養者の「希望」をはじめ，在宅療養者・家族と訪問看護師の関係性や，在宅療養生活支援の基盤にある訪問看護師の考え方を概説する。

第 1 章

在宅療養生活支援の法的位置づけ

酒井美絵子　川村佐和子

1 看護業務を規定する法制度

① 医療法の改正と看護師の位置づけ

② 法律における看護師の業務

③ 訪問看護制度

④ 介護保険における看護および訪問看護

⑤ 医療保険における看護および訪問看護

⑥ 法律における療養生活支援

2 訪問看護師の業務と特徴

① 看護師は療養生活支援の専門家

② 病院看護の延長ではない訪問看護

③ 訪問看護計画の立案要件

3 看護師の法的責任

① 守秘義務と個人情報の保護

② 安全配慮の義務

この章で可視化されたこと

看護業務を規定する法制度

① 医療法の改正と看護師の位置づけ

　わが国において，医療の大本となる法律は医療法である。この医療法は，1948（昭和23）年に医療施設を整備することを目的に，病院と診療所の区分や，病院における医療従事者や施設などの基準を定める法律として制定された。その後，高齢化や疾病構造の変化などに応じた医療提供の理念や医療施設機能の体系化，患者サービスの向上などを目的として，1992年に第2次医療法改正が行われ，以後，医療の大きな変革を支えている。

　第2次医療法改正の背景には，医療の高度化，高齢社会の進展とそれに伴う高齢者医療費を中心とした国民医療費の増大，これを支える高い経済成長が望めない状況や疾病構造の変化，そして国民の健康に対する関心やニーズの多様化への対応などが指摘される。その結果，生活を分離した医療から生活と一体的に提供する医療へ，さらに医師を中心とした医療から患者中心の医療へと変革が進んだ。そして，社会的入院の是正などにより，入院を中心とした医療から，地域で療養生活する人々に対する医療福祉サービスへと発展した。これは，生活の場で良質な医療サービスの提供（医療の範囲の拡大）が必要となった結果，医療そのものの質の向上に努めるだけではなく，医療提供の環境整備・改善も含めた変革が求められたとも言える。第2次医療法改正は，医療が必要とされる場で提供され，さらにより適切に提供されるための医療体制再編成の第一歩となり，医療の提供者として看護師の位置づけが明確化されることにもつながった。

1 | 看護師は「医療の担い手」

　第2次医療法改正では，医療法第1条の2第1項に，「医療提供の理念」として「医療は，生命の尊重と個人の尊厳の保持を旨とし，医師，歯科医師，薬剤師，看護師その他の医療の担い手と医療を受ける者との信頼関係に基づき，及び医療を受ける者の心身の状況に応じて行われるとともに，その内容は，単に治療のみならず，疾病の予防のための措置及びリハビリテーションを含む良質かつ適切なものでなければならない」と記載された。ここで初めて看護師は，医師・歯科医師・薬剤師と共に「医療の担い手」として明記されたのである。

　この医療法改正が審議された第123回国会衆議院厚生委員会（1992年2月25日より開催）に提出された最初の改正案では，医療の担い手は医師と歯科医師のみであった。しかしたび重なる議論を経て，看護師と薬剤師がそこに加わった。この結果に至るまでに，看護の主体性や独立性に関わる興味深い議論が行われたので，少し長くなるが紹介したい。

　まず同年4月17日の審議で，石破茂議員が口火を切った[1]。「……医療というのは，それぞれ関係する人たちが密接な連係のもとに，チームワークをとりながらその目的を成就していくべきものだ。…（中略）…この理念規定において，医療の担い手として医師と歯科医師というのが規定をされておる。…（中略）…医療関係者というのは何もお医者さんと歯医者さんだけじゃないわけであって，薬剤師もいらっしゃれば看護婦さんもいらっしゃる。そういう方々が密接に相互の連係を保ちつつ目的を成就すべきものだと思っておるが，医師と歯科医師しか規定をされておらないというのは，これは一体どういうことであるのか。そして，薬剤師，看護婦等々をこれにつけ加える必要が私はあるのではないか，かように思っております」。これに対して，当時の厚生省健康政策局長・古市圭治氏は，「患者の病状に応じまして良質，適切な医療を提供いたしますためには，もとより医師，歯科医師と共に薬剤師，看護婦の

果たすべき役割というのは重要なものでございまして，医療関係者が協力して医療を提供する必要があることは認識いたしております。この医療法の改正案におきまして，医師，歯科医師が医療行為の主体となるものであることから，医療の担い手として例示をすることにしておるわけでございますが，薬剤師，看護婦も重要な医療の担い手であるということには変わらないと理解しております」と答弁した。

　この後も3回にわたり議論が行われた。2回目の4月22日には，看護職の国会議員であった外口玉子議員が午前中の全時間をかけ，次の意見を述べた[2]。「医療法の中で，医師，歯科医師，そして薬剤師，看護婦等の機能の明確化について，（看護婦は）この医師の指示のもとに行う業務ではなく，独立した業務を持っている職種，その独立した業務を遂行できる，主体的に判断し，それに基づいて遂行できる，そういうことを保障していかなければこれからの医療はよくならないし，また利用者にとっても活用しやすいものとなっていかないのではないかと考えます」「それぞれの医療の担い手の機能の発揮，その保障をきちっと明文化していく努力を進めていただきたい」と，看護には主体的業務があることを明言し，それを明文化していくためにも，医療の担い手として医療法に記載することを主張した。

　さらに，3回目となる5月13日の委員会では，柳田稔議員が「看護婦さんや薬剤師の地位の明確化を我々はお願いをしたい…（中略）…，今回の法案の中を見ておりますと，この辺が若干欠けておるのではないかなという気がするわけであります。そういうことから，医療の担い手としての薬剤師，看護婦の重要性を考えていただきまして，医師や歯科医師と共にこれらの職種を法律に明記するということが我々は必要ではないかと思う」と述べ，山口剛彦審議官は「医師，歯科医師に劣らず重要な医療の担い手であるということは，十分理解をしているつもり」と答弁した[3]。

　これらの審議の結果，衆議院厚生委員会での医療法の一部を改正する

法律案に対する修正案の中に「医療の担い手に『薬剤師』及び『看護婦』を明記すること」が入り，委員会で可決，参議院の審議を経て法制化されることとなった。これは，看護職が医師，歯科医師，薬剤師と共に，保健医療の担い手であることを法律的に認めた第一歩であった。

2 | 医療提供の理念

　医療法第1条の2第1項に記載されているとおり，医療の担い手である看護職は，この医療提供の理念に沿って，生命の尊重とともに個人の尊厳を保持することを看護提供の理念とし，医療を受ける者との信頼関係に基づいて看護を提供することが求められている。

　看護提供が医療を受ける者との信頼関係に基づくことについても，国会で議論が行われている。国会議事録（第123回第9号1992年4月22日および第10号同年5月13日）によると[2,3]，医療提供の理念の議論のなかで，「十分な説明とそれに基づく納得，同意というものがあって信頼関係ができる」という議論が残っている。

　外口玉子議員は「信頼関係の確立にとって不可欠な大前提条件としてインフォームド・コンセント，説明と同意と訳されておりますが，私は，患者の知る権利を満たした合意と訳して雑誌等に発表しております。このインフォームド・コンセントは，信頼関係の確立にとって不可欠な条件の1つと考えておりますが，その概念を今度の法文の中に入れていくということに努力しないならば，恐らく国際的に日本の医療が患者の基本的人権に基づいて行われているという信頼を回復しないままになってしまうのではないかと懸念します」[2]と発言しており，石破茂議員は「患者の立場というものが今まで法律には示されていなかったわけであります。提供者のことだけ書いてあった。ところが，今回患者の立場というものが初めて書かれた。法律に位置づけられたということであります。この信頼を支えるやり方の1つとしてインフォームド・コ

ンセント，IC，これを日本語に訳すといろいろな訳し方があるのでしょうけれども，強いて訳せば説明と同意，説明に基づく同意というような訳し方になるかと思います」[3]と発言し，インフォームド・コンセントの重要性に基づき，法律に記載する必要性を主張した。

このような議論があり，第2次医療法改正にて，第1条の4第2項「医師，歯科医師，薬剤師，看護師（改正当時は看護婦）その他の医療の担い手は，医療を提供するに当たり，適切な説明を行い，医療を受ける者の理解を得るよう努めなければならない」が明記された。ただし「理解を得るよう努めなければならない」とインフォームド・コンセントの「説明と同意（合意）」まで求めておらず，さらに「努めなければならない」と努力義務であることから，厳密にはインフォームド・コンセントとは言いきれない。しかし看護職は信頼関係の根底として，このような条文が医療の基本法である医療法に明記された意義を自覚し，看護行為についてのインフォームド・コンセントを行うことが求められる。例えば，行為の前に必ず「○さん，○○のために○○○をしますがよろしいですか」と説明をして同意（合意）を得ることが必要となる。

3│医療と福祉サービスとの連携

第2次医療法改正後も，医療提供体制整備の必要性や少子高齢社会の進展とともに，医療法は少しずつ変化してきた。第5次医療法改正は，2005年に政府・与党医療改革協議会から発表された「医療制度改革大綱」を基に進められた。この中には，「Ⅱ　安心・信頼の医療の確保と予防の重視」として，「急性期から回復期を経て自宅に戻るまで，患者が一貫した治療方針のもとに切れ目ない医療を受けることができるよう地域医療を見直す」など，地域医療の連携体制の構築が挙げられている[4]。そして，計画を推進するために，平均在院日数の縮減に併せ

て，病院から在宅への復帰が円滑にできるよう，在宅医療・介護の連携強化や居住系サービスの充実を図ることが進められた。

またこのとき，小泉政権による「聖域なき構造改革」も行われており，医療計画制度の見直しを通じた医療機能の分化・地域医療の連携体制の構築や，患者の選択に資する医療機関情報の公開なども進められた。

このようなことから，2006年の第5次医療法改正では，医療は「福祉サービスその他の関連するサービスとの有機的な連携を図りつつ提供されなければならない」（第1条の2第2項），「病院又は診療所の管理者は，当該病院又は診療所を退院する患者が引き続き療養を必要とする場合には，保健医療サービス又は福祉サービスを提供する者との連携を図り，当該患者が適切な環境の下で療養を継続することができるよう配慮しなければならない」（第1条の4第4項）という条文が追加された。すなわち，医療機能の分化・連携を推進し切れ目のない医療を推進すること，早期に在宅生活に復帰できるよう在宅医療の充実を図ることが加えられた。

これにより，病院は在宅医療機関や訪問看護事業所と連携して，療養者の在宅療養への移行を促進することが求められるようになった。さらに在宅で医療を受ける者が適切な環境の下で療養生活を継続できるように，医療提供者と福祉サービス提供者が連携を図っていくことが明確になった。

② 法律における看護師の業務

1 ｜ 看護師に求められる資質の向上

保健師助産師看護師法（以下，保助看法）は看護職の身分法である。その目的は「保健師，助産師及び看護師の資質を向上し，もつて医療及び公衆衛生の普及向上を図ること」（第1条）とされている。この目的は

1948 年の保助看法制定時から変わっておらず，「資質を向上し」につい
ては，制定当初，保健師・助産師・看護師それぞれの免許の要件を法律
の中で規定し，それに基づき看護師の養成のための教育制度を整えるこ
とがその趣旨であった。

　1951 年に保助看法の一部（甲種，乙種看護婦の一本化，准看護婦制
度の新設，保健婦，助産婦の学校養成所修業年限の改正：1 年を 6 カ月
に短縮）を改正する法律案が提出され，成立した。この改正の段階で，
衆議院の委員会案では看護婦の教育年限が 3 年であったものが 2 年に
変更されており，これについて GHQ のサムス准将は 3 年を主張し最終
案では 3 年となったという経過があった。サムス准将が 3 年を主張し
た理由と 2 年案に対する反対理由は次のようであった。「看護婦の任務
の本質は，国民によい医療を与えて国民を疾病から保護するにあるの
だ。質を良くしなければならない」「アメリカでもほかの国でも，看護婦
さんの数を多くしようがために教育する年数を少なくしたこともあっ
た。ところが少なくしたためにかえって看護婦さんの数は増えなかっ
た。この年限を多くしたことによって質がよくなり，社会的にもりっぱ
な仕事であるということが認められ，また待遇もよくなり，そうして初
めて看護婦さんたらんとする志願者も増えてきたという実例を自分たち
は知っている」（青柳一郎議員発言）[5]。こうした経過からも保助看法に
は，国内外の看護職に向けた「資質の向上によって，医療の質を高める
とともに，疾病の予防を行い，さらには，看護職の地位を向上させる」
という意図が強く込められていることが理解できる。

　現在では，保助看法第 28 条の 2 および「看護師等の人材確保の促進
に関する法律」第 4 条，第 5 条，第 6 条に基づき，看護職は免許を受け
た後も学び続け「資質の向上」を図ることとされている。そしてその研
修・教育は，新人看護職員の研修や看護職員の現任教育等の看護職員を
対象とした研修事業と「特定行為に係る看護師の研修制度」（以下，特定
行為研修制度）に関する研修事業として事業化されている[6]。その時々

の社会ニーズに対応して，看護職は資質を向上させていく義務がある。

2 │ 看護師の主体的業務の明確化

看護師は保助看法第5条「厚生労働大臣の免許を受けて，傷病者若しくはじよく婦に対する療養上の世話又は診療の補助を行うことを業とする者をいう」と定義されている。つまり，「傷病者若しくはじょく婦に対する療養上の世話」と「診療の補助」が看護師の業務である。

診療の補助を実施するにあたっては，保助看法37条に医師の指示が必要であることが示されている。しかし，療養上の世話の実施に関する規定は法律で示されていない。第2次医療法改正で，医療の担い手として医師・歯科医師と共に看護師を併記するか否かの国会審議の中でも，療養上の世話を例に挙げ，看護師は法律上独立した（医師の指示を必要としない）業務・権限をもつ職種であることが外口玉子議員や網岡雄議員から発言されているが[2)]，一方では看護師の主体的業務は何かが問題になっていた。この療養上の世話について検討を行い，その行政解釈を明確にしたのが「新たな看護のあり方に関する検討会」である。

厚生労働省は2002年5月31日に，同検討会を設置し，第2回検討会で坂口力厚生労働大臣（当時）は①「診療の補助」は実施していただきたいこと，②看護師に独自の分野があることは当然と考えているが「療養上の世話」という言葉の示す内容は漠としていること，そのため③看護師の任務のあり方を21世紀にふさわしい内容として規定したいことを示した。このように，同検討会は看護師の主体的業務を明確にするという課題をもっていた[7)]。

検討会の構成委員には，看護職の代表者だけでなく，日本医師会・日本薬剤師会・全日本病院協会の代表者，医事法研究者，福祉関係者などが参加し，さらに，医師である坂口厚生労働大臣（当時）もこの検討会には強い参加の意思を示し，「5分程度でも参加する」と多くの会議に

出席された。

　同検討会の報告書では，保助看法第５条について「療養上の世話については，行政解釈では，医師の指示を必要としないとされている」と述べている。つまり，療養上の世話は看護師等が主体的に行う業務として，「看護師等は患者の生活の質の向上を目指し，療養生活支援の専門家として，その知識と技能を高め，的確な看護判断を行い，適切な看護技術を提供していくことが求められている」とした。この報告書により，看護の主体性が国の考えとして初めて明確になったのである。この文言は国が認めた療養上の世話の可視化であると筆者らは受け止めている。さらに「療養生活支援」は，この報告書で，看護の独自な業務を示すために，行政的に認められた用語となった[8]。

　さらにこの報告書で，「在宅で療養中の患者をはじめとして，患者の生活の質の向上を図るためのケアを迅速かつ適切に提供するという観点からは，医師と看護師等の十分な連携と信頼関係の下で，患者に起こりうる病態の変化にも対応可能な医師の指示に基づき，看護師等が適切な観察と看護判断を行い，患者に対して適切な看護を行うことが望ましい」という考えも示していた。この考え方はその後の特定行為研修制度の創設につなげられ，現実化をみている[8]。

　この報告書は，厚生労働省医政局長の通知として，全国の都道府県知事や関係団体に発出され，また 2003 年に発出された厚生労働省の正式文書「医療提供体制の改革のビジョン」に収載された[9]。

3 │ 特定行為研修制度の創設と在宅療養生活のさらなる充実

　2008 年に厚生労働省は「安心と希望の医療確保ビジョン」を公表し，職種間の役割分担と協働に基づくチーム医療を推進していく方針を示した。その後も内閣府は「規制改革推進のための３か年計画（再改定）」の中で「医師と他の医療従事者の役割分担の推進」を明記し[10]，厚生労働

省では 2009 年 8 月 28 日より「チーム医療の推進に関する検討会」が開催された。これは，新たな看護のあり方に関する検討会報告書で示された，海外における専門性の高い看護師の事例などを踏まえて，「専門家を集め，日本の実情に即して，どの範囲の業務を，どういう条件で看護師に認めるか，具体的に検討」するという指示が内閣総理大臣より厚生労働省に対して出されたことに基づく[11]。この検討会は 2010 年 5 月 12 日より「チーム医療推進会議」に引き継がれ，継続して議論された。

チーム医療の推進に関する検討会報告書において，看護師に対しては「チーム医療の推進に資するよう看護師の役割を拡大するためには，①看護師が自律的に判断できる機会の拡大，②看護師の実施可能な行為の拡大，によって，能力を最大限に発揮できる環境を用意する必要」があるという期待が記載された[12]。その具体策の 1 つが 2014 年に保助看法が一部改正されて創設された特定行為研修制度である。

特定行為研修制度は，特定の診療の補助行為について，定められた研修機関において定められた研修を修了した看護師は，医師または歯科医師の「手順書」による指示（事前指示）の下，看護師の観察による患者の状態が医師の指示の範囲内であれば，その行為を適時適切に行うことができるというものである。

保助看法において，「手順書」は「医師又は歯科医師が看護師に診療の補助を行わせるためにその指示として厚生労働省令で定めるところにより作成する文書又は電磁的記録」と記載されており，法律で定められたその内容が示されている。医師の指示内容に 1 つの基準を示したともいえる。この手順書の名称や内容は，新たな看護のあり方に関する検討会において，病態の変化に対応可能な医師の指示を「包括的指示」としたことが背景にある。

この特定行為を手順書により実施する看護師が増えることは，特に訪問看護師が支援する在宅療養生活の質の向上につながる[13]。例えば，気管カニューレや胃ろう管を装着している在宅療養者が安全・安楽に外

出できる機会が増えたり，気管カニューレや胃ろう管の抜去による救急外来通院頻度が減ったりすることが考えられる。また，緊急時の受診同行のために家族が費やしていた時間をほかのことに使えるようになるなど，在宅療養者や家族が生活を充実させることができるようになる。

③ 訪問看護制度

1 | 制度としての訪問看護の成立

1987年1月，厚生省（当時）は国民医療総合対策本部を設置し，半年ほどで，中間報告を発表した。この対策本部は，経済が停滞に陥った状況下で医療費の増大が問題になったため，高齢社会を目前にして，医療システムの合理化・効率化を目指した医療構造改革を検討することが目的であった。そしてこの中間報告では，病気によって自宅での生活が難しくなると入院するというそれまでの高齢者医療のあり方を検討し，医療と生活の分離を図るとともに，生活支援施設の設立や「在宅ケアの充実」など地域ケアの確立を図り，長期入院（社会的入院）を是正する方向性が示された[14]。

看護については，「在宅ケアの充実」の中で，訪問看護の拡充が記載された。従来は保健師によって行われていた個別訪問（看護）の対象のうち，在宅療養する療養者の看護に特化する訪問看護を制度化した。病院や診療所が訪問看護事業所と連携し，入院中の看護を継続して訪問看護サービスを提供できるような方策を検討した。

ここに来て，看護は，これまでと異なる役割を担うことになった。訪問看護は，院内での業務実施と異なり，医師が不在の場で単独で業務を実施すること，訪問看護事業所の開設や管理運営を行うこと，医療・福祉のチームにおいて調整役を担当することなどを期待され，看護師養成教育の高等化などが必要になった。

訪問看護は，この後，老人保健法（1992 年）および健康保険法（1994年），介護保険法（2000 年）の中に明記され，事業所の設置や報酬も制度化された。これによって看護の独立化が進められることとなった。

2 ｜ 訪問看護の報酬

訪問看護が制度化され，1994 年の診療報酬改定で「訪問看護療養費」として訪問看護に報酬が定められたことで，初めて訪問看護が診療報酬を得られるようになった。当時の厚生省の担当者は，このように在宅医療に関する制度が進むことについて，「1990 年代前半は，在宅医療の歴史的重要な時期であった」と振り返っていた[15]。

訪問看護の報酬体系は，訪問看護療養費（医療保険）と訪問看護費（介護保険）の 2 種類がある。前述したように，訪問看護療養費は健康保険法第 88 条に，「疾病又は負傷により，居宅において継続して療養を受ける状態にある者に対し，その者の居宅において看護師等が行う療養上の世話又は必要な診療の補助を行う事業所により行われる訪問看護を受けたときは，その指定訪問看護に要した費用について，訪問看護療養費を支給する」と記載されている。また，訪問看護費については介護保険法第 40 条に「居宅介護サービス費の支給」の項目があり，これらの法律が，居宅で行う訪問看護に対価が支払われる根拠となっている。

訪問看護療養費は，訪問看護基本療養費（およびその加算），訪問看護管理療養費（およびその加算），訪問看護情報提供療養費，訪問看護ターミナルケア療養費，また，精神科訪問看護に対する報酬体系としては，精神科訪問看護基本療養費（およびその加算）で構成されている。

このうち訪問看護基本療養費は，指示書と訪問看護計画書に基づき，その期日内に訪問看護を行ったことを評価したものである。訪問看護管理療養費は，安全な訪問看護体制が整備されていることと，訪問看護計画書と報告書を基に主治医との連携をとっていることを評価したもので

ある。それぞれの加算などは診療報酬改定時に見直しがされ，特に，社会保障と税の一体改革が示された後の2014年改定では，重点課題として「医療機関の機能分化・強化と連携，在宅医療の充実等」が示され，質の高い在宅医療の推進として機能強化型の訪問看護事業所や24時間対応体制，ターミナルケアなどのさらなる評価がされている。

　医療機関の退院支援が進むなか，共同指導や連携を主眼とした診療報酬の算定ができるようにもなっている。入院施設の職員が入院施設で行う在宅療養指導について退院時共同指導加算が算定でき，医療ニーズが高い療養者の安心・安全な在宅療養移行のために病院看護師が行う訪問に訪問看護師が同行すると，訪問看護療養費が算定できるなど，病院との共働に対する評価も行われている。また，在宅患者訪問褥瘡管理指導料では，在宅褥瘡対策チームの看護師などは継続的に訪問看護を行う訪問看護事業所の看護師であってもよいとされており，専門性の高い訪問看護師も評価されている。

　このように，地域包括ケアの推進に後押しされ，診療報酬改定ごとに在宅医療・訪問看護の評価が充実してきている。介護保険も3年に一度の介護報酬改定時に評価の見直しが行われており，医療保険と介護保険はそれぞれの特徴はあるものの，類似の内容で評価がされている。

　ちなみに，医療保険も介護保険も報酬は「体制の評価」が主となっており，病と共に生きる人々がその人らしく生きることを支えるという，在宅療養生活支援そのものが評価の対象となっているのではない。在宅療養生活支援そのものが評価されるためには，行っている実践を客観的に明確にし，その評価を可視化して示す必要がある。

④ 介護保険における看護および訪問看護

1 | 介護保険制度における看護

　2000年から介護保険制度が始まったことにより，訪問看護は，医療保険と介護保険という2つの制度を基に実施することになった。

　介護保険法の目的（第1条）には，その対象者について「加齢に伴って生ずる心身の変化に起因する疾病等により要介護状態となり，入浴，排せつ，食事等の介護，機能訓練並びに看護及び療養上の管理その他の医療を要する者等」としている。また，これらの人々が「尊厳を保持し，その有する能力に応じ自立した日常生活を営むことができる」ように保健医療サービスおよび福祉サービスに対して保険給付を行い，国民の保健医療の向上および福祉の増進を図ることが明記されている。

　介護保険制度では，保険に加入している者がその利用を申請し，要介護度の判定を受け，要介護度に対応する給付限度内で，サービスを受けることができる。サービスは，居宅サービス，地域密着型サービス，施設サービスなどがある。

　サービスの領域が多様であるため，介護支援専門員（ケアマネジャー）がそれぞれの給付限度内で，全体のケアプランを立て，ケアプランに沿って，サービスが円滑に行われるよう管理運営している。

　居宅サービスでは，訪問看護のほか，訪問入浴介護，通所介護，短期入所生活介護などがあり，看護職員1名以上の配置が義務づけられ，それぞれの施設の基本方針にあるように，療養生活を支援することで，在宅療養者の心身の機能の維持・向上や生活機能の維持・向上を行うことになっている（このほか，基準では「介護職員または看護職員」とされていても，看護職員の配置により加算が付くサービスもある）。

　地域密着型サービスでは，定期巡回・随時対応型訪問介護看護，看護

小規模多機能型居宅介護で看護職員配置が義務づけられ，施設サービスでは介護医療院で看護職員配置基準が6対1，介護老人保健施設で看護職員および介護職員で3対1（うち看護は2/7）とされている。介護医療院および介護老人保健施設は医療法で医療を提供する場とされており，看護職員の配置は必須である。病院での急性期治療を終えた患者が在宅に戻れるよう，病状を安定させたり，リハビリテーションを進めたりしている。また，家族が医療行為を行うための指導や家族の生活を維持できるようにする支援も行っている。

　これらのように，介護保険の対象となる看護サービスに対しては，その方針や目的に応じて看護職員が配置され，要介護状態で疾病などにより医療が必要でありながらも，能力に応じて自立した日常生活支援（サービス）を提供するために，看護の力が求められている。

2 ｜ 訪問看護に求められているもの

　訪問看護師を雇用し，サービス提供を行う訪問看護事業は「居宅サービス事業」の中に位置づけられている（介護保険法第8条第1項・第4項）。事業所の管理者は，「保健師又は看護師でなければならない」（指定居宅サービス等の事業の人員，設備及び運営に関する基準 第61条）とされており，保健師や看護師が自らの力で設置・運営できる。従来の病院や診療所では医師の管理者の下に雇用されていたが，訪問看護事業所では，保健師や看護師が事業所の管理運営を行うことになった。

　訪問看護事業所の事業は，「要介護状態となった場合においても，その利用者が可能な限りその居宅において，その有する能力に応じ自立した日常生活を営むことができるよう，その療養生活を支援し，心身の機能の維持回復及び生活機能の維持又は向上を目指すものでなければならない」（指定居宅サービス等の事業の人員，設備及び運営に関する基準 第59条）と明記されている。「診療の補助」業務のみではなく，療養生

活を支援し，心身および生活機能の維持・向上を目指すという看護の主体的業務「療養上の世話」の提供である。

また，介護保険法の中で「複合型サービス」として，訪問看護および小規模多機能型居宅介護の組み合せにより提供されるサービスとして，「看護小規模多機能型居宅介護」（いわゆる看多機）が明記されている（施行規則　第17条の12）。これは訪問看護事業を中心として通所や短期入所，訪問介護を統合して提供できる事業である。

看多機は，訪問看護師が提案し創出した事業である。介護にあたっていた家族が急病になり，突然介護者を失って困った在宅療養者から「自分の日常生活行動の障害とそれに対応する方法を熟知しているのは訪問看護師さんたちだけだから，一晩だけでも訪問看護事業所に泊めてほしい」と言われ，対応した事例などが複数の事業所から報告された。その必要性を知った訪問看護師組織が全国的にモデル事業を行って，重度障害や医療ニーズがある人々の生活障害を看護支援で軽減・改善できることや，さらに健康問題改善に積極的な効果があることを実証し，エビデンスを明確にして，日本看護協会，日本訪問看護財団，全国訪問看護事業協会が要望し制度化に至ったものである[16]。

病にある人や重度障害のある人々を適切に支援できる方法を制度化するためには，創造的な実践やその客観化が必要である。訪問看護の報酬を受けることで，多少の経済的余力を持った訪問看護事業所が，その余力を在宅療養者のニーズに沿った新たな事業を開発するために使っている。このように，在宅療養者の利益になる支援方法の開発もまた，訪問看護師の実践の一部である。

3 ｜ 介護保険制度の「契約」と看護

介護保険法による高齢者福祉サービスは，それ以前の「措置」による高齢者福祉施策と異なり，制度に加入している高齢者が自身の介護ニー

ズに合わせて必要なサービスとそれを提供する事業者を選び，契約を行い，サービスを受けるという制度である。措置制度ではサービスの提供には行政が責任を持ち，行政から委託された法人等がサービスの担い手となることが多かったが，介護保険制度では主体が高齢者などのサービス利用者となり，利用者自身が多様なサービス提供事業者の中から選択して契約をすることになっている。

　また，介護保険制度は，従来の高齢者福祉サービスと高齢者医療サービスの2つのサービスを1つに統合した制度であり，医療と福祉の両面の支援が必要な利用者は，自身の心身の状態と生活環境に合わせて，医療と福祉のサービスを選択することになった。訪問看護サービスはその選択肢の1つであり，利用者個人と訪問看護事業所とが契約を行い，看護提供が開始される。

　病院における診療契約は，保険医療機関と被保険者（患者）で結ばれるため，看護師が契約の主体となることはない。しかし，訪問看護では訪問看護事業所が利用者に選ばれて契約の主体となるため，その契約内容が利用者に十分に理解されていなくてはならない。

　そこで選ばれた訪問看護事業所は，契約前に，自身の事業所の重要な事項（重要事項説明書）や自己負担金などを説明し，納得された上で，契約を行うことなる。事業者は契約内容に責任を持たねばならないし，そのサービスを実行する訪問看護師自身も契約に従うことになる。その事業所の「商品」は，サービスを実行する訪問看護師が提供する看護である。

⑤ 医療保険における看護および訪問看護

1 ｜ 看護に対する給付の根拠

　公的医療保険には，健康保険，国民健康保険，後期高齢者医療制度な

どがあり，これらは，「国民皆保険制度」を基にして，疾病，負傷に関して保険給付を行う制度である。つまり，医療が必要な場合に実際の医療費の1〜3割の自己負担で医療を受けることができ，残りの医療費は各種保険者からの保険給付が行われる。なお，医療費助成制度による給付が行われる場合もある。

　この保険給付については，健康保険法，船員保険法，国民健康保険法，高齢者の医療の確保に関する法律（以下，高齢者医療確保法）にそれぞれ「療養の給付」として記載されている。その内容は，「診察」「薬剤又は治療材料の支給」「処置，手術その他の治療」「居宅における療養上の管理及びその療養に伴う世話その他の看護」「病院又は診療所への入院およびその療養に伴う世話その他の看護」とされており，居宅や病院，診療所での看護に「療養の給付」としてその対価が支払われる法的根拠となっている。つまり，保険医療機関での看護に支払われる診療報酬の根拠である（健康保険法63条，船員保険法53条，国民健康保険法36条，高齢者医療確保法64条）。

　また，訪問看護療養費については，別の条文に「居宅において看護師その他厚生労働省令で定める者が行う療養上の世話又は必要な診療の補助」を行った場合に，その指定訪問看護に要した費用について，訪問看護療養費を支給することが定められている。これが，訪問看護療養費の法的な根拠である（健康保険法88条，船員保険法64条，国民健康保険法54条の2，高齢者医療確保法78条）。

2 ｜ 健康保険法における訪問看護

　健康保険での訪問看護の対象者は，小児など40歳未満の者および，介護保険による要介護者・要支援者以外の療養者となる。よって，小児（15歳未満）を対象とした訪問看護，認知症以外の精神疾患を持つ療養者への訪問看護は，医療保険での訪問看護の対象となる。公的医療保険

の「療養の給付」に「居宅における療養上の管理及びその療養に伴う世話その他の看護」が明記されており，この条文が，訪問看護が報酬を受ける根拠となっている。また別に「訪問看護療養費」についての条文もあり，指定訪問看護事業者が訪問看護事業を行った場合に，要した費用が支給されることになっている。ここでいう訪問看護事業は，疾病または負傷により，居宅において継続して療養を受ける状態にある者（主治の医師がその治療の必要の程度につき基準に適合していると認めたもの）に対して，その者の居宅において看護師などが行う療養上の世話または必要な診療の補助である。

訪問看護の実施およびその対価は，法律に明記されており，社会的に認められている。

⑥ 法律における療養生活支援

看護の主体的業務が明確にされて以降，定められた法律には，医療の確保と並んで，療養生活の質の向上の支援が記載されるようになっている。2つの例を紹介する。

⊙──「難病の患者に対する医療等に関する法律」における療養生活の質の向上

この法律の目的は「難病の患者に対する医療その他難病に関する施策に関し必要な事項を定めることにより，難病の患者に対する良質かつ適切な医療の確保及び難病の患者の療養生活の質の維持向上を図り，もって国民保健の向上を図ること」と記載されている（下線筆者，以下同）。この目的の中には「良質かつ適切な医療の確保」と「難病患者の療養生活の質の維持向上を図る」ことの2つがあり，医療の確保と看護の提供と記されていると読み込むことができる。難病医療においては，医療と

並んで，看護が法律上に明記されている。

　難病対策については，対策の施行前に，医療や福祉から疎外されていた患者の生活を看護職が個別支援しており，また患者の組織化を支援した経過によって，1972年に難病対策要綱が策定され，難病研究事業や地域における保健医療福祉の充実・連携，QOLの向上を目指した福祉施策の推進などが進められてきた。対象疾患の広がりとともにさらなる検討が必要となり，難病対策委員会が発足し，2013年12月に報告書が出された。この報告書の中の「難病患者に対する良質かつ適切な医療の確保と難病患者の療養生活の質の向上を目的として官民が協力して取り組むべき改革の内容」という文言が[17]，法律の目的に反映されている。

　またこの法律では，訪問看護が「療養生活環境整備事業」として位置づけられ，訪問看護は「難病の患者に対し，その者の居宅において看護師その他厚生労働省令で定める者により行われる療養上の世話又は必要な診療の補助をいう」と明記されている。

⊙——「がん対策基本法」における療養生活の質の向上

　がん対策基本法では緩和ケアの定義として「がんその他の特定の疾病に罹患した者に係る身体的若しくは精神的な苦痛又は社会生活上の不安を緩和することによりその療養生活の質の維持向上を図ることを主たる目的とする治療，看護その他の行為をいう」（第15条）と記載があり，緩和ケアについてではあるが，療養生活の維持・向上の文言および看護が担うことが記載されている。また，がん患者の療養生活の質の維持・向上として，居宅における医療提供のための連携協力体制の確保やがん患者の療養生活の質の維持・向上に関する研修の機会の確保なども，国・地方公共団体に求めている。

　これら2つの法律にみるように，居宅での療養が必要な患者や療養

者に対して，「療養生活の質の維持・向上」「療養生活支援」に関する事項が，個々の法律にも明記されるようになってきた。すなわち，医療・治療と並んで看護が法律に明記されたということであり，訪問看護師は，「療養上の世話」業務として，在宅療養生活支援を主体的に，責任を持って提供していく必要がある。

2 訪問看護師の業務と特徴

① 看護師は療養生活支援の専門家

「看護の主体的業務の明確化」（10頁）で述べた「新たな看護のあり方に関する検討会」の議論の結果，保助看法第5条の「療養上の世話」について，国は「行政解釈では医師の指示を必要としない」とし，「看護師等は患者の生活の質の向上を目指し，療養生活支援の専門家」として，看護職の主体的業務と特徴を定義した。また先述のように，個別の法律においても，療養生活支援の専門家として，看護の存在が明記されるようになってきた（21-22頁）。これらにより，看護業務は**図1**のように理解できる。

これは診療の補助に際しても，療養者の視点から療養生活の質を高める目的で看護行為を見直し，実施するという考え方である。同時に，看護行為が，療養上の世話と診療の補助を統合して提供するものであることを示している。

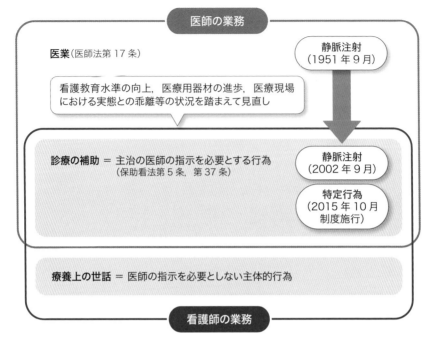

図1│看護師の業務範囲に関する法的整理

②病院看護の延長ではない訪問看護

　1990年に行われた医療法の一部改正にて，医療を提供する場として，「病院，診療所，介護老人保健施設，介護医療院等」の医療提供施設と，「医療を受ける者の居宅等」が明記された（医療法第1条の2第2項）。この「医療を受ける者の居宅」が，療養者の自宅において医療行為を行うことの根拠となり，国民はどこにいても医療を受ける権利が保障されることとなる。看護の場も居宅に拡大し，訪問看護が制度化されることになった。

　訪問看護制度は，1992年の老人保健法の改正により，「指定老人訪問看護事業」として制度化された。その後，1994年の健康保険法改正に

より，高齢者以外の療養者も含めた全年齢を対象とする制度となった。

訪問看護が制度化される際，衆議院の委員会の中で，看護職である外口玉子議員は訪問看護事業のイメージについて次のように発言している。「医療の側からの，病院の側からの延長線上での訪問看護というよりは，生活支援の中からのニーズを把握して，そこからそれに対応する，そういうサービスの提供のあり方がより訪問看護ステーションの機能を発揮させていくものだ，これからあるべき姿として私は考えている」[2]。

訪問看護が制度化された頃から，訪問看護は病院における医療の目的に沿った看護の延長ではないとイメージされていた。この原点を大切に，あらためて訪問看護を考える必要がある。

③ 訪問看護計画の立案要件

病院内の看護では，受診を目的として来室した患者に外来診察室や病棟で出会い，すぐに看護提供のための面談に入る。患者はすでに受診窓口に立ち寄り，保険証を提示し，利用する保険の確認や受診契約を済ませている。しかし訪問看護の場合には，このような受診契約や経済的負担の確認などが行われないまま患者に出会うため，これらの手続きを訪問看護師自身で行わなければならない。

この主たる過程を簡略に説明すると，図2のようになろう。まず，どのような訪問看護の利用を希望しているか，どのような保険を利用して訪問看護を受けるのかを在宅療養者に確認する。介護保険利用であれば，介護保険証の提示を受け，要介護認定を受けているかを知り，要介護度が決定している場合には要介護度別に決められた給付限度額の中で行える看護提供内容と在宅療養者の経済的負担について説明し，経済的条件を確認する。さらに，ケアマネジャーに，ケアプランにおける看護分担について確認し，医師の訪問看護指示を得た上で，在宅療養者に自

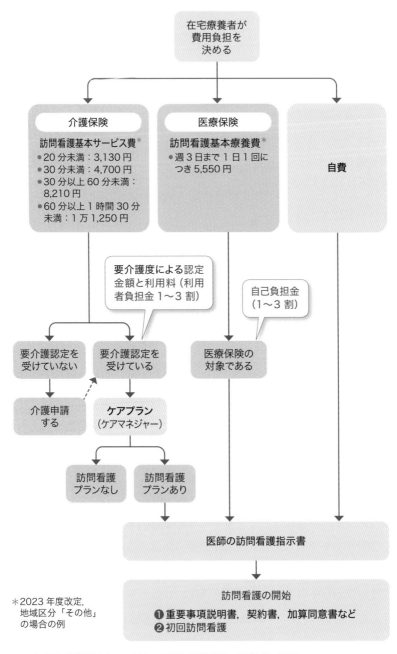

図 2 | 訪問看護開始までの流れと訪問看護計画に影響する要件

表1｜重要事項説明書に記載すべき事項

- 事業の目的
- 運営の方針
- 従業者の職種
- 従業者の員数
- 従業者の職務の内容
- 営業日・営業時間
- 指定訪問看護の内容
- 利用料その他の費用の額
- 通常の事業の実施地域
- 緊急時等における対応方法
- 虐待の防止のための措置に関する事項
- その他運営に関する重要事項
  （例：従業者の研修機会の確保，秘密保持，衛生管理など）
- 看護師等の勤務体制
- 事故発生時の苦情処理の体制

> 「指定居宅サービス等の事業の人員，設備及び運営に関する基準」に記載されている事項

　事業所の看護提供条件を説明し契約する。この際，原則として重要事項説明を文書で示し（表1），その他の必要事項も加えて説明し（図3），質問に回答し，納得を得て，契約書を取り交わす。訪問看護師はこのような作業過程を経て，看護計画の立案に至る。

　訪問看護計画は，介護保険利用者では，介護保険の趣旨に基づいていること，要介護度およびケアマネジャーによるケアプランに基づいていること（支援チームの中で求められる看護師の役割や経済的条件など），医師の指示による看護を提供すること（医師の指示による診療の補助業務の提供は必須）という要件を満たすものを立案する。訪問看護計画は，療養生活支援として必要な看護を提供するための計画になる。

　病院組織は大規模であり，管理運営部門や，診療や検査部門に分化しており，看護はその一部としての役割を果たす。一方で訪問看護事業所は，全事業所の約6割が看護師5人以内の小規模な組織であり[18]，看

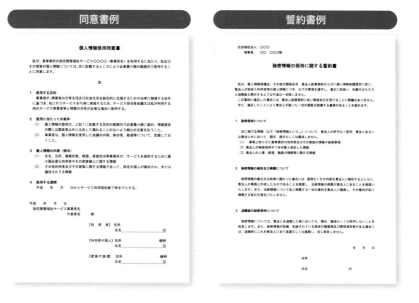

同意書に含む内容例

❶ 使用する目的：サービス担当者会議や，居宅介護支援事業者その他の居宅サービス事業者との連絡調整等において必要な場合 など

❷ 使用する事業者の範囲：利用者に介護保険サービスを提供する全ての介護保険事業者 など

❸ 使用に当たっての条件：個人情報の提供は必要最小限とする。個人情報の使用に当たっては，関係者以外の者に情報が漏れることのないようにする など

図3│個人情報使用に関する同意書に含む内容

護職がその管理者であるため機能が未分化である。看護職が中心となり組織を運営管理し，看護提供も行う点が病院組織と異なる。看護チームの規模や役割分担，医療環境などほかにも相違点があり，看護提供条件が従来の病院内看護と訪問看護では違うことを指摘しておきたい。

3 看護師の法的責任

① 守秘義務と個人情報の保護

　看護師は在宅療養者の病気に関する情報だけでなく，社会的背景や経済状況，家族との関係やその心情など，さまざまな情報を得る。さらに，在宅療養者の家族など，周囲の人々や環境の情報も得た上で，在宅療養者の看護にあたる。これらの情報は，在宅療養者が望む在宅療養生活を選択し，それを支援するための看護判断に不可欠な個人情報である。

　しかし個人情報のなかには，漏洩により在宅療養者の不利益となる情報があり，使用方法によっては人生や日々の生活にある幸せを壊しかねない。訪問看護師がこれらの情報を業務上で知った場合には，在宅療養者の利益を守るために，法律において漏洩を禁じ，罰則が定められている。

　保健師，看護師または准看護師は，保助看法第42条の2において，「保健師，看護師又は准看護師は，正当な理由がなく，その業務上知り得た人の秘密を漏らしてはならない。保健師，看護師又は准看護師でなくなった後においても，同様とする」と守秘義務が課せられている。これに違反した場合には，6カ月以下の懲役または10万円以下の罰金が科せられる。さらに助産師は刑法134条（秘密漏示罪）に規定されており，正当な理由がなく人の秘密を洩らした場合には，6カ月以下の懲役または10万円以下の罰金が科せられる。他人に聞こえるような場で（例えば，廊下を歩きながら），個人情報に関係する内容の会話などしてはならない。

　近年，高度情報通信社会の進展に伴い個人情報の利用が著しく拡大し

ていることを背景に，個人情報の適正な取り扱いに関しての基本理念や基本方針，個人情報を取り扱う事業者が遵守すべき義務などを示した「個人情報の保護に関する法律」（2003年法律第57号）が定められた。この法律でいう個人情報とは「生存する個人に関する情報であって，当該情報に含まれる氏名，生年月日その他の記述等により特定の個人を識別することができるもの」（第2条1項）であり，カルテや看護記録・看護計画など看護実践に必要な記録すべてが含まれる。このような個人情報を扱う訪問看護事業所が，連携するほかの事業者などに対して在宅療養者の個人情報を提供する場合，在宅療養者本人の同意をあらかじめ得ておく必要がある。在宅療養者家族の個人情報も同様である。

　この「個人情報の保護に関する法律」は，個人情報取扱事業者が遵守することを義務づけている。その組織で働く訪問看護師などは，保助看法で課せられている守秘義務の遵守とともに，所属組織が遵守するように義務づけられている事項も守る必要がある。

　また，日本看護協会による看護職の倫理綱領には，「看護職は，対象となる人々の秘密を保持し，取得した個人情報は適正に取り扱う」とあり[19]，職業倫理としても定められている。

② 安全配慮の義務

1 ｜ 注意義務：結果予見義務と結果回避義務

　わが国の法は，他人の生命・身体を傷害することを禁じており，人の身体に傷害を与えたものは処罰の対象となる（刑法第204条）。医師や看護師などが行う医療行為は，身体への侵襲を伴う点において「傷害罪」の構成要件に該当するが，法に基づいて行う「業務」であることから罰しないとされている（刑法第35条　正当行為）。これは違法性阻却といわれており，正当化の要件として①目的の正当性，②手段の相当

性，③患者の同意があることが挙げられる[20]。この要件を満たすことで，看護師は，患者の健康維持回復のために身体侵襲を与えることが許されるのである。

　例えば日常的に行う内服薬の投与でも，薬の副反応によって，生命が脅かされることも起こり得る。このため，厚生労働省医道審議会保健師助産師看護師分科会看護倫理部会は「保健師助産師看護師に対する行政処分の考え方」（改正2016年12月14日）において，「看護師等の業務は人の生命および健康を守るべきものであると同時に，その業務の性質から危険を伴うものである。従って看護師等に対しては，危険防止の為に必要とされる最善の注意義務を要求される」と記載している[21]。医師・看護師などの医療従事者は，業務を行うに当たっては，業務上必要とされる注意を払って，事故の発生を未然に防止するべき法律上の義務があり，この注意義務に違反することが過失である[22]。

　つまり，訪問看護師は看護業務を行う上で，その行為が日々繰り返されることであっても，その時点での在宅療養者の状況に合っているのか，実施の有無やその方法などの適切性について判断をして行わねばならない。そして，在宅療養者の状況に適していない場合には，その看護業務を中止するかほかの方法をとるかなど，在宅療養者にとって安全な方法を考え判断して行動する義務がある。それは療養上の世話行為であっても診療の補助行為であっても同様である。医師の指示によって注射などの実施を行う場合であったとしても，そのときの在宅療養者の状況をアセスメントし，実施可能か否かを確認し（結果予見義務），実施に疑いが生じた場合には，医師に報告し再度指示を受けるなどの方法をとる（結果回避義務）。また，移動移送の介助時でも，その日の身体状況や介助人数などを確認して危険の有無を判断し（結果予見義務），介助の程度や方法を変えて転倒を防ぐなど（結果回避義務）の義務がある。

　これらを怠ることで事故が発生し，看護師などとして通常求められる注意義務が欠けていたとみなされた場合については，免許の停止など重

い行政処分が検討される。この，通常求められる注意義務とは，通常の看護師であれば当然持っているであろうと判断される能力である。

注意義務違反を回避するためにも，また，専門職者として当然なことながら，常に正しい判断や技術の行使ができるように，知識や技術を更新し続けて在宅療養生活支援に反映させる必要がある。

この章で可視化されたこと

わが国の医療のあり方を定めた医療法において，看護師は医師，歯科医師，薬剤師と並んで「医療の担い手」として明記されている。看護師の業務は，医師の指示による「診療の補助」業務と，看護師の主体的な判断に基づく「療養上の世話」業務の2つであることが法的に定められており，看護師は，これら2つを統合して提供する「療養生活支援」の専門家と認められている。特定行為研修制度は，この看護師の主体性を強化することで，療養者の生活の質を向上することを意図して創設された。

訪問看護は，医療を提供する場所の1つとして「居宅」があることに基づき，老人保健法，健康保険法，介護保険法などに明記されている。訪問看護事業所が主体となって在宅療養者と契約を交わし，医療保険または介護保険の給付により看護サービスに報酬が支払われるなど，病院とは異なる条件のもと看護を提供する。そこでは，守秘義務や安全配慮義務などの法的義務が発生している。

文献

1) 国会会議録検索システム：第 123 回国会衆議院厚生委員会第 8 号（平成 4 年 4 月 17 日）.

2) 国会会議録検索システム：第 123 回国会衆議院厚生委員会第 9 号（平成 4 年 4 月 22 日）.

3) 国会会議録検索システム：第 123 回国会衆議院厚生委員会第 10 号（平成 4 年 5 月 13 日）.

4) 政府・与党医療改革協議会：医療制度改革大綱．平成 17 年 12 月 1 日.

5) 国会会議録検索システム：第 10 回国会衆議院厚生委員会第 21 号（昭和 26 年 3 月 30 日）.

6) 厚生労働省医政局看護課看護サービス推進室：看護職員の資質の向上に係る研修事業の実施状況及び事業計画の調査について.

　　https://www.mhlw.go.jp/stf/seisakunitsuite/bunya/0000141361.html [2023 年 7 月 11 日]

7) 看護問題研究会（監修）：新たな看護のあり方に関する検討会報告書，p.2, 9．日本看護協会出版会，2004.

8) 前掲書 7），p.26.

9) 厚生労働省：医療提供体制の改革のビジョン―「医療提供体制の改革に関する検討チーム」まとめ．平成 15 年 8 月.

10) 内閣府：規制改革推進のための 3 か年計画（再改定）．平成 21 年 3 月 31 日閣議決定.

11) 厚生労働省：チーム医療の推進に関する閣議決定等．チーム医療の推進に関する検討会第 1 回資料 2，2009.

12) 厚生労働省：チーム医療の推進について（チーム医療の推進に関する検討会 報告書）．平成 22 年 3 月 19 日.

13) 厚生労働省医政局看護課看護サービス推進室：看護職員の資質の向上に係る研修事業の実施状況及び事業計画に関する調査結果．平成 31 年 1 月.

14) 厚生省：国民医療総合対策本部中間報告．昭和 62 年 6 月 26 日.

15) 江利川毅，島崎謙治，原勝則，北川博一，皆川尚史，中島正治：医療政策ヒストリー座談会録　第 5 回「1994（平成 6）年健康保険法等改正」．医療と社会，29（2），179-216，2019.

16) 療養通所介護推進ネットワーク（主任研究者 川村佐和子）：医療ニーズの高い在宅障がい者の生活を支えるモデル事業調査報告書．平成 19 年度（2008 年）厚生労働省障害者保健福祉事業補助金（障害者自立支援調査研究プロジェクト），平成 20 年 3 月.

17) 厚生科学審議会疾病対策部会難病対策委員会：難病対策の改革に向けた取組について．平成 25 年 12 月 13 日.

18) 厚生労働省．社会保障審議会介護給付費分科会（第 220 回）資料 3 訪問看護．令和 5 年 7 月 24 日.

19) 日本看護協会：看護職の倫理綱領．p4，2021.

20) 前田雅英：刑法総論講義 第 7 版，pp236-251，東京大学出版会，2019.

21) 医道審議会保健師助産師看護師分科会看護倫理部会：保健師助産師看護師に対する行政処分の考え方．平成 28 年 12 月 14 日.

22) 森山幹夫：系統看護学講座　看護関係法令　健康支援と社会保障制度④，p.38，医学書院，2022.

第 2 章

在宅療養者・家族に対する多面的理解

尾﨑章子

1 在宅療養者への視座
① 患者ではなく,「療養しつつ生活している人」である
② 医療を主体的に活用して,健康課題と共に生活している
③ 可能性や潜在能力を持つ存在である
④ 過去から連続し,未来に向かって生きていく時間軸を持っている
⑤ 地域の環境や文化に培われた人生観を持っている
⑥ 「その人らしさ」とは意思決定の帰結である
⑦ 介護する家族から影響を受ける

2 在宅療養者の家族への視座
① 家族の在り方の変化
② 在宅療養者の家族

3 相互に影響し合う在宅療養者と家族

4 在宅療養者と家族の QOL を高める

この章で可視化されたこと

　在宅療養生活支援の対象は，暮らしの場で生活する，病気や健康障害を持つ人（在宅療養者）とその家族である。医療機関に入院している患者・家族像とは大きく異なる。

　在宅療養生活支援では，対象者を「患者」（○○病を抱える人）ではなく，「在宅療養者」（在宅で療養しつつ生活している人）あるいは「利用者」（訪問看護サービスを利用している人）と呼ぶ。ここでは病気を主軸とするのではなく，その人の人物像や背景を多面的に捉える必要がある。

　そして家族もまた，入院中に垣間見る姿以上に多面性を持つ存在である。在宅では，家族は「在宅療養者の利益を共有する存在」として常にあるのではなく，ときに「在宅療養者と相克する存在」ともなる。また，1人の家族の内面において複数の側面が対立し合うこともある。病院看護とは異なる「対象の多面性」を理解した支援が必要となる。

1　在宅療養者への視座

① 患者ではなく，「療養しつつ生活している人」である

　社会学者のパーソンズ（T. Persons）は，役割論の立場から，入院患者は「病者役割（sick roll）」という行動様式への従属が期待されることを見出した。人々は患者になり，入院して，医療行為の枠内に入ることで，日常の義務や社会的役割を免除される。その一方で，医師の指示に従い，速やかに回復するよう努力することが求められてきた[1,2]。

　在宅療養者は，このような病院という組織や文化に埋め込まれた病者役割から解き放たれた人々と捉えることができるだろう。そもそも人

は，家族やコミュニティ（地域社会）の中で，その構成員としての多様な役割を持っている。例えばALS（筋萎縮性側索硬化症）という病気を持ち人工呼吸器を使用していても，経営者として，また夫や父親としての役割を持ち，生活様式や人生設計を自身で決定し，社会資源を活用しながら自律した生活を送る人もいる。病気や障害を持っていても，1人1人が個別性に富む「生活者」である。

② 医療を主体的に活用して，健康課題と共に生活している

人には，どう生きたいかについての意思や人生設計がある。医療法第1条にも，「医療を受ける者による医療に関する適切な選択」という記載があるように，病気や障害があっても，各自が望む生き方や生活様式に沿って医療を選択・活用し，暮らしを営んでいる。

医療を主体的に活用しようとする人々に対して清水[3]は，「本当に良い生とは何かは分からない（少なくとも医療が立ち入って判断することではない）」とした上で，「医療はむしろ充実した生を生きるための環境を整えようと関わるもので，状況を可能な限り整える立場に立つ」と述べている。そして，医療者側は「相談する——一緒に考える」という姿勢がふさわしいとし，「一緒に考える」ことは患者の自律を助けること，患者が自己決定できるよう援助すること，医療者と患者の共同の決定（合意）を目指すことにほかならないと述べている。

「一緒に考える」プロセスを通し，在宅療養者が自身の価値や意向に沿った意思決定が行えるよう支援することは，後述する「その人らしさ」の実現に通じると考えられる。

③ 可能性や潜在能力を持つ存在である

マズロー（AH. Maslow）は，健康を「本来その人に備わった潜在能

力が実現化ないしは実現された状態」[4]であると捉えた。病気はこの自己実現を脅かしたり，制限したりする障壁となる[4]。そこで，在宅療養者はこれまで創り上げてきた生活の在り方や人生設計を書き換え，その実現のために努力する。

「私の家（わたしのうち）」はこれまで長期間をかけて，自分の生活目標に沿って営々と築いてきた居場所であり，自己の潜在能力を最大限に発揮することができる物理的・社会的条件を備えている場所である。自宅への退院とは，病院から家に場所が移動するだけではない。本来，その人が築いてきた居場所に戻るということである。そのため退院時には，在宅療養者が在宅でどのように過ごしたいか，可能性や潜在能力を実現化する（元に戻す）にはどうすればよいかという視点が重要となる。

④ 過去から連続し，未来に向かって生きていく時間軸を持っている

目の前の在宅療養者には，時間的連続の延長としての現在がある。人には，それぞれの背景とこれまでの生活史や体験に培われた人生観や生活観があり，それによってその人の現在のあり様が形づくられているとみることができる。

同時に，在宅療養者は未来に向かう存在でもある。療養生活における時間的連続性のなかで，在宅療養者の身体状況や家族の生活は変化する。このような変化や出来事が発生すると，これまでの生活の仕方や目標を書き換える必要が生じる。これからをどのように生きていきたいか，生活の仕方や目標の転換にはその人が培ってきた価値観や信念が反映される。在宅療養生活支援には，在宅療養者が生活の仕方や目標を書き換え，未来に向かっていくことをサポートしていく役割がある。

⑤ 地域の環境や文化に培われた人生観を持っている

　地域の条件や特性（文化）は，人々の生活観や死生観に影響する。「地域」とひと口に言っても，自然環境や歴史，文化，医療資源，社会資源もさまざまである。

　例えば，小離島が多い日本では，島内に医療機関がなく（無医地区），へき地診療所に看護師のみが常駐している島もある。島民は，最後まで生まれ育った地域に住み続けたいと願っていても，看取りが必要になると，家族に今生の別れを告げ，本土（本島）の病院や施設に移動する。「本当は島にいたいけれど，病院がないから仕方ない。これがこの島の風習（文化）だよ」と自分に言い聞かせ，島の自宅で死を迎えることが困難であることを承知している。

⑥「その人らしさ」とは意思決定の帰結である

　在宅療養生活支援は「その人らしさ」を支えるとしている。一般に「その人らしさ」とは，個性，持ち味，独自性（最近では，キャラクター）をいうが，「その人らしさ」とは，つまるところ，意思決定の結果（帰結）ではないか。私たちは，日々の生活における小さな事柄から人生の大事に至るまで，常に意思決定を行っている。その意思決定は個人の価値や意思，嗜好などから影響を受け，言動やふるまいに影響を与える。意思決定の帰結としての在宅療養の仕方や生活スタイルは，個別性や独自性を持った存在としての「その人らしさ」であるとみることができる。

⑦ 介護する家族から影響を受ける

　在宅療養者にとって，家族は在宅生活において最も頼りになる存在で

あると同時に，意思決定に影響を及ぼす存在でもある。時に家族の意向によって，在宅療養者の望む「その人らしさ」とは別の方向に進んでいくこともある。特に，家族が在宅療養者の生命を支える介護を担っている場合や在宅療養者の家族への依存（経済的依存も含め）が大きい場合には，家族の意向やパワーの影響をより大きく受けてしまう。

　家族から介護を受けることに対しても，「家族に迷惑をかけたくない，介護のために犠牲になってほしくない（介護のために離職してほしくない）」という思いと「家族から安心できるケアを受けて思い通りに過ごしたい」という希望との間で悩む在宅療養者もいる。

2　在宅療養者の家族への視座

(1) 家族の在り方の変化

1 ｜ 家制度としての家族から，個の集合としての家族へ

　旧民法においては，家長（主に男性）が生活全般にわたって権限を持ち，介護は妻や嫁などの女性が担うべきこととされていた[5]。つまり，法律という強固な縛りで，女性は介護せざるを得ない状況であった。

　その後，新憲法により家制度は解体された。しかし，旧民法の考え方は日本人の中で長い年月維持されてきたものであったため，家族外に介護の手を委ねることはできないと考える高齢者はいまだに存在する。医療や介護福祉の専門職の中にも「家族が介護すべき」と考える人もいる。また在宅療養者においても，終末期をどのように迎えるかについ

て，自己決定や自己実現より，家族の意見や周囲との関係性の中に結論を委ねようとする心性がみられる[6]。家制度は形としては消えたものの，人々の規範意識や感情のなかにとどまり，介護は女性家族員が担当するといった家族意識は，いまだに日本人の生活観や死生観の中に根付いている。

　一方，新憲法の考え方が普及するにつれ，戦後生まれの人々は個としての価値観を主張するように変化してきた。また，単身者や高齢家族の増加という世帯構成の変化は，介護の社会化を促進している。わが国の社会保障制度は，個人の生き方や選択を尊重できる基盤を固め，徐々に進展しつつある。介護保険法の制定で介護の社会化は明確になり，介護の担い手や介護に関する家族の役割は徐々に家族外に移行し，家族は個人の集合としての側面が強くなってきている。

2 ｜ 独居・単身者，同居していても介護が困難な家族の増加

　人口構成の変化により，単身者や高齢者世帯が増加している。また，同居家族がいても，関係が希薄である，キーパーソンとなる人がいない，ほかにも支援を必要とする人がいるなど，家庭内に介護を求めにくい状況にある人々（在宅療養者）の存在が指摘されるようになった。さらに，要介護高齢者が家族による身体的暴力や暴言，世話の放棄，殺害といった行為の被害に遭うこともたびたび報告されるようになった。

② 在宅療養者の家族

　在宅療養者にとって家族は環境因子の1つではあるものの，家族自身が個々の人格・人権を持つ。このため，家族はほかの環境因子とは別次元のものと考えられる。自身の生活や人生を生きる存在である自分と，在宅療養者に影響を与える環境的存在としての自分が併存し，それ

故に家族自身の中で葛藤が生じると考えられる。

1 ケア提供者としての家族（療養環境としての家族）

　介護の担い手である家族は，在宅ケアチームの一員であり，ケア提供者としての家族（療養環境としての家族）とみることができる。療養環境としての家族には，①身体的負担，②介護技術上の負担，③人間関係上の負担，④社会生活上の制約，⑤見通しの不透明さの負担，⑥経済的負担などがかかっている[7]。

　例えば，夜間介護は家族介護者の睡眠に負の影響を及ぼす。ある在宅療養者は，ALS を持ち，在宅において気管切開による侵襲的人工呼吸療法を実施していた。その家族介護者は，在宅療養者の生命維持に不可欠な気管内吸引によって，夜間の睡眠が分断され，連続した睡眠を確保することが困難であった（図 1）[8]。吸引は毎日一定時刻に生じるものではなく，必要とされる時刻を事前に予測することは難しいため，在宅療養者の痰が貯留して，人工呼吸器の作動音が変化することに敏感に注意を払い，眠りが浅いと述べていた。またその家族介護者は，在宅療養者の生命を委ねられている緊張感によるストレス性不眠と吸引のための睡眠分断によって，質の低い睡眠が慢性的に続いていた。しかし家族介護者自身の身体の要求や生活上の理由よりも，在宅療養者の生命を維持するためにケアを優先せざるを得ない状況にあり，家族介護者は十分な睡眠と休息が得られておらず，極めて深刻な状態にあった。

　夜間介護は家族介護者の睡眠に，長期にわたり影響を及ぼすことが分かってきた。認知症高齢者の家族介護者を対象とした調査によれば，介護を終えて 10 年を経てもなお夜間の不安感，不眠，悪夢に悩まされ，睡眠の質は介護以前のレベルまで回復していない[9]。

　家族介護者は，マズローの欲求五段階説の基盤にある生理的欲求が，介護終了後長期間，満たされていない状態にある。夜間の睡眠障害は日

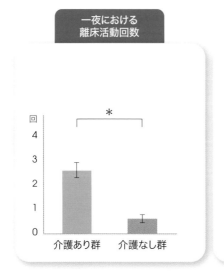

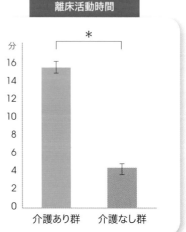

*p <.05

図1 介護負担あり群・なし群の離床活動[※]による睡眠中断の比較

※離床活動：療養者のケアや自分自身の排尿など，「離床」を伴う中途覚醒。離床活動の内容は，介護あり群は気管内吸引などのケア，介護なし群は自身の排尿であった。

〔尾﨑章子：在宅人工呼吸療養者の家族介護者の睡眠に関する研究，お茶の水医学雑誌，46(1)：1-12，1998より作成〕

中の生活の質を著しく低下させる。疲労が蓄積する前に，休息を確保することが非常に重要となる。レスパイトケアや（看護）小規模多機能型居宅介護をうまく活用できるよう調整することなど，家族介護者の負担の軽減策が必要である。

2 ｜ 代理的意思決定を担う家族

　家族介護者の中には，自己決定できない在宅療養者に代わって，人工呼吸療法の選択など生死に関わる意思決定を迫られる場合もある。ある脳卒中による意識障害があり寝たきりである60代の女性は，経口摂取が困難となり，胃ろうを造設すれば10年単位での延命が可能と説明さ

れた。介護者であり妻と同じく 60 代の夫は，「経管栄養を開始すれば妻は延命できるが，生活の質（QOL）の視点でみると妻と自分の生活は人間らしい生き方と言えるのか」と悩んでいる。女性は，経管栄養を開始しないと死期を早めることになる状況であった[10)]。在宅療養の場合，胃ろうを選択することは家族が介護を長期間担うことを意味する。胃ろうの選択と家族の長期介護は不可分な関係にあり，切り離すことができない。胃ろうを選択することで，家族は 10 年単位の時間を介護に費やすことになる。一方で，胃ろうを選択せずに若年の妻の死期を早めれば，夫は罪悪感に苦しむだろう。

　愛情や情緒的つながり，世間体，さらには利害（経済的側面）も家族の意思決定に影響を及ぼす。介護は家族の時間と労力を費やすものであり，このように，意思決定において家族が意図せずステークホルダー（利害関係者）の立場に置かれることもある。

3 ケア提供役割との間で葛藤する家族

　介護を担う家族の立場に立ってみると，家族介護者にも自身の生活があり，どのように生きたいかについての考えや将来へのビジョンがある。「介護の担い手としての家族」と「自身の人生を生きる家族」が相対し，悩み葛藤する家族もいる。特に女性の場合，先述の家制度の影響から，親の介護に専念させられ，就学や就職，結婚の機会を逸し，自身の将来に希望を失っていく場合もある。実際，介護に徹していた時期は，周囲の人々から「親孝行な娘」と称賛されたが，両親の介護が終わり 40 代になって独身・無職で，頼る家族もいない状況に陥った女性たちもいる。近年では，女性に限らず，男性の子どもが離職し，介護者になり，同様な経過をたどる例も出ている。

　介護を担当する家族にとって，ケア提供役割と自身の生命や生活との両立は身体的にも時間的にも難しく，いずれを選択するかにおいて強い

葛藤が生じる。在宅療養者の生命が委ねられた状況での選択では特に，家族は決断に苦悩する。

　前述した ALS を持つ在宅療養者の家族介護者のように，介護によって睡眠を確保することが慢性的に困難な状況下では，家族介護者は自身の健康問題（がん，循環器疾患，ストレスによる精神的障害などの発病）に直面したり，家族間での諍いが生じたり，離婚や安楽死，心中を考えたりするほどに，追い込まれてしまう。介護の社会化はいまだ途上にあり，このような状況を回避できていない。

　ケア提供役割との間で葛藤しつつ，介護を担うことを選択し，自身の人生設計が狂ってしまう家族もいる。仕事を断念して（あるいは職を失って）親の介護をする独身中年男性のなかには，「男性が仕事の第一線から退き，無職で介護を担っている」ことに対する世間の目や自身の規範意識に苦悩する人もいる。介護の終了後（親の死後），再就職しようにも，介護が長期化するほど再就職の途も閉ざされる現実が立ちはだかる。さらに生活費に充てていた親の年金がなくなると，生活の破綻に直面してしまう。兄弟や友人との交流や支援が少ない人では，社会的に孤立するリスクもある。

　一方で，このような葛藤があまり表面化せず，事態が潜在化する家族の存在も指摘されている。ヤングケアラーといわれる若年介護者である。問題を一人で抱え込み，周囲も気づかず，学業や就労の機会を失い，自立が困難となる。経済的基盤の脆弱化による貧困や社会のネットワークからの孤立に陥ってしまう[11]。

4 | 介護担当以外の家族に対する影響

　家族介護者は介護を担当することにより大きな影響を受けているが，介護を担当していない家族員にも影響がある。例えば，親が重度の障害を持つ子どもを介護し，ほかの家族員に対する生活支援が不足する場合

がある。ほかの家族員は病気になっても十分な介護を受けられず，施設入所となる場合も多い。障害を持つ子どもの兄弟姉妹では，親が学校行事に一度も参加していないことも多い。母親自身が在宅療養をし，父親も不在がちだったある家族では，食事に不足を来し，小学生の子どもが複数の友人の家で食事をして泊まることが習慣化し，自宅に帰らなくなった例もあった。このように介護を主に担う人以外の家族員の生活も，大きな影響を受けている。

3 相互に影響し合う在宅療養者と家族

　介護を担うことに対する家族への期待や圧力は以前に比べて弱まってきているとはいえ，家族は，家族内での役割（収入を得て生活を支えていく役割や家事・育児など）の再構築や，在宅療養者のケアに合わせた生活スタイルの変更（生活リズムの変更や介護休暇の取得，離職など）を余儀なくされる。

　前述したように，家族は在宅療養者の意思決定や療養の仕方に影響を与える。家族が持っている条件，例えば，ケアを担うことについての家族の意思や経済的状況，また同居家族の支援の有無などによって，在宅療養者の療養の仕方は大きく異なる。在宅療養者の生活のあり方や希望に個別性が高いのは，このような家族の条件に依る部分が大きいと考えられる。

　前述したように，在宅療養者の中には，「家族の生き方を尊重したい（介護の犠牲になってほしくない）」という思いと，「家族から安心できるケアを受けて思い通り過ごしたい」という希望との間で悩む者がいる。さらに，「介護の担い手としての家族」と「自身の人生を生きる家

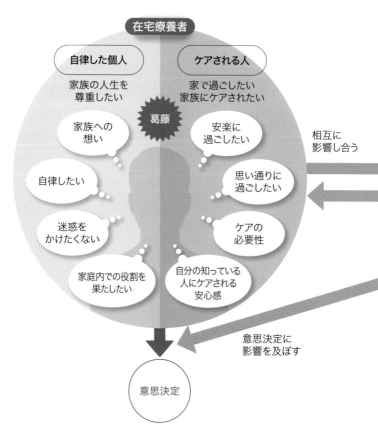

図2 多面性を持つ在宅療養者と家族の関係

族」との間で葛藤する家族がいる。介護にまつわる事柄について在宅療
養者と家族とは相互に影響し合う関係がある（図2）。同時に，遠方に
住むなどして介護関係が薄い家族に対する影響も考えておく必要があ
る。

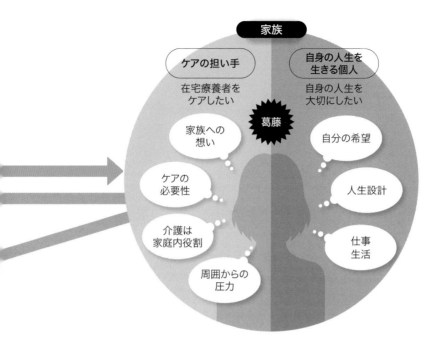

4 在宅療養者と家族のQOLを高める

　在宅療養者のQOLを高める（維持する）ことは，在宅療養生活支援が大切にしている価値である。在宅療養者にとって「家」は，誰からも侵され難い自由な空間（領分）であり，他者への気兼ねなく，主体性を発揮できる場といえる。病気や障害があっても個々人が自己の潜在能力

を最大限に発揮できることは，在宅療養の利点である。

　一方で，これまで述べたように，人生の中に介護が侵入することは，家族にとって大変大きな体験である。しかも，睡眠障害のような，介護による生埋的欲求の侵害が起こる場合には，家族にとって介護の負担は著しく大きくなる。時には，在宅療養者の生命と介護者の生命が相克するほどに，深刻な課題に発展する可能性がある。他方で「自身の人生設計を主張したり希望を追求したりするのは，はばかられる（そうすべきでない）」と考える家族もいる。また，長期に及ぶ介護は家族の自己実現や将来へのビジョンをも曲げ，介護が終わった後の生活が介護する前と様変わりすることも起こる。

　在宅療養の継続において家族の存在は重要である。しかし，在宅療養者と同等に，家族も尊重されるべきである。在宅療養者と家族が共に納得でき，それぞれの QOL を尊重した設計図を描けるように支援することが重要である。

この章で可視化されたこと

　在宅療養生活支援の対象は，自宅で療養しながら生活する人（在宅療養者）とその家族である。両者はその生活においても意思決定においても互いに影響を与え合うが，それぞれ別個の存在であり，それぞれの人生を持つが故に，利益を共有することもあれば，相克することもある。在宅療養者も家族も，在宅療養生活支援の対象として一面的にみるのではなく，多面的な存在として捉え，それぞれの QOL を尊重することが重要である。

引用文献

1）中村隆一：病気と障害，そして健康，理学療法学，31（8），437-445，2004.

2）門井貴子，太田勝正：患者役割測定尺度の開発プロセス：入院患者の認識と看護師の期待から，看護科学研究，7，7-15，2006.

　https://www.jstage.jst.go.jp/article/jjnhs/7/1/7_KJ00008334239/_pdf/-char/ja

3）清水哲郎：より自由であることをめざして，医療現場に臨む哲学Ⅰ，勁草書房，pp21-68，1997.

4）ジュディスA．スミス：看護における健康の概念，医学書院，p87，1997.

5）大和礼子：「集団」としての家族・「組織」としての家族・「ネットワーク」としての家族，組織とネットワークの研究，112，11-56，1999.

　http://hdl.handle.net/10112/1880

6）浅見洋：エンドオブライフケアの展開とその基盤としての死生観，日本エンドオブライフケア学会誌，1，3-9，2017.

7）松村ちづか：なぜ，対象者の意思を尊重するのか，木下由美子（編著）：在宅看護論，医歯薬出版，pp.12-35，2012.

8）尾﨑章子：在宅人工呼吸療養者の家族介護者の睡眠に関する研究，お茶の水医学雑誌，46（1），1-12，1998.

9）Corey KL, McCurry MK：When caregiving ends：the experiences of former family caregivers of people with dementia. Gerontologist, 58（2），e87-e96, 2018.

10）志自岐康子，他：平成11年度厚生省老人保健事業推進費等助成金　訪問看護における倫理的課題とその対応モデル作成に関する研究　研究報告書，pp23-25，p90，社団法人全国訪問看護事業協会，2002.

11）松﨑実穂：メディアにみる「家族を介護する若者」—日本における社会問題化を考える，Gender and Sexuality, 10，187-201，2015.

　https://subsite.icu.ac.jp/cgs/docs/CGSjnl010_09_matsuzaki.pdf

[URLはすべて2023年8月9日時点]

在宅療養生活支援の基盤

秋山 智　中野康子　萩田妙子　原口道子　川村佐和子

1 在宅療養者と看護師の信頼関係

　① 看護における信頼関係の定義

　② 療養者の声から考える看護師との信頼関係

　③ 訪問看護師と在宅療養者間の信頼関係

2 訪問看護師の倫理的姿勢

　① 看護実践の倫理原則とジレンマ

　②「看護職の倫理綱領」から訪問看護の倫理を考える

3 在宅療養生活支援における意思決定支援

　① 意思決定を支える

　② 在宅療養生活支援における意思決定支援

この章で可視化されたこと

在宅療養者と看護師の信頼関係

① 看護における信頼関係の定義 ｜ 川村佐和子

　医療法第1条の2第1項，医療提供の理念の一部に「医療は，……医師，歯科医師，薬剤師，看護師その他の医療の担い手と医療を受ける者との信頼関係に基づき……」と記載され，医療提供者と医療を受ける者との信頼関係は医療提供の基本とされている（6頁）.

　日本看護協会は，「看護職の倫理綱領」にて，「看護は，高度な知識や技術のみならず，対象となる人々との間に築かれる信頼関係を基盤として成立する」[1]としている。かつて医療提供者と医療の受け手の関係は，医師を中心とする医療提供者側が治療方針を決めるようなシステムであったが，1990年代以降の法制度改革によって，患者が主体的に医療を選択することになった（3頁）.　つまり，療養者が医療を選択するのであり，看護師と療養者間の信頼関係を考える際には，看護師は旧来のパターナリスティックな関係性にとどまるのではなく，療養者の考えやあり方を尊重した関係を築くことになる。

② 療養者の声から考える看護師との信頼関係 ｜ 秋山智, 川村佐和子

　看護の対象となる人は，病院では「患者」と呼ばれ，在宅では「在宅療養者」「利用者」と呼ばれることが多い。いずれにしても何らかの病気あるいは障害などを持つ人たちである。また，在宅療養者には通院できる状態の人々，つまり外来患者もいる。外来患者は，行動力の障害が軽度であるが，長期療養者では医療や生活上の課題は訪問看護の対象者と

類似している。在宅療養者は，どちらかというと急性疾患ではなく慢性疾患を持つ人であり，中には難病や膠原病など，長期間にわたって病気と共存せざるを得ない人々も少なくない。高齢になればなるほど，体力は弱くなり，かつ合併症や複合した症状を持つことが多くなる。

　いずれにせよわれわれ医療者と同じ一人の人間であり，さまざまな「思い」や「希望」を持ち，相互に関係し合って日々の生活を送っている。

1 ｜ 信頼関係の重要さ

　誰もが，自身の思いや希望を他者に伝えたいと思っているわけではない。自分が抱いている思いや希望は他者にとっては重要なことではないかもしれないが，その人にとっては極めて重要なことであり，これを軽視されることは何にも代え難くつらいことである。それゆえ，人は自分が抱いている思いや希望を簡単には口外しない。この人であれば，自分の思いや希望を軽視しないであろう，他者に漏らしたりしないであろう，受け止めてくれるであろうと信じることができる人以外には伝えない。一方，療養生活の質の向上を目指す看護では，療養生活支援の目標であるその人が抱いている思いや希望を知らなければ，これに近づく支援をすることができない。

　また，医療は服薬一つを取り上げてみても有害事象である副作用が伴うおそれがあり，医療を受ける人たちは医療者に自身の生命を預けている。ここに，信頼関係の重要性がある。看護師など支援者と看護を利用する療養者との間に信頼関係が構築されていなければ，十分な医療を提供し難く，療養生活支援の希望も知ることができず，看護計画を立てることもできない。

　このように考えると，看護師など支援者と看護を利用する療養者との間に，信頼関係を構築する重要性や信頼関係を構築するための努力が必要なことも理解できるだろう。

2 | 信頼関係を築くには？

　では，療養者はどういう看護師になら本音を話してもよいと思うの
か。筆者（秋山）は，たまたま本書執筆中に対面調査した5〜6名の療
養者に改めて質問した。

　「どのような看護師であれば，悩みや相談事を打ち明けたり，本当の
思いや気持ちを聞いてもらったりできますか？」

　その答えは，一言でいえば「信頼できる人」であった。さらに言えば
「信頼関係ができている人」である。まずそこに基本があることは誰し
も想像がつくと思うが，実はこれが案外難しい。さらに，「信頼できる
看護師とは，どういう人ですか？」と尋ねたところ，図のような回答が
得られた。

　療養者は，われわれが対象者を観察する以上に，そしてわれわれが
思っている以上に，看護師の反応や態度をよく見ている。そしてこの人
になら相談できるとか，信頼できるとかを判断している。さらには，そ
の看護師は本当に療養者のために看護をしているのか，それとも単に仕
事のため自分のためだけに働いているのか見抜けると言う人もいた。

　看護師は，療養者から信頼され，本音を語ってもらえるような存在に
ならなければならないし，回答してくれた療養者の言葉は，大いにその
参考になるものである。看護師も療養者から信頼される存在になるため
の努力をし，その結果として，「信頼関係」ができてくる。それは，日々
の療養者とのコミュニケーションの中から自然に生まれるものではなく
努力して構築していくものなのである。

私の気持ちに
寄り添える人

私の話に
共感してくれる人

思いやりの
感じられる人

一患者ではなく、
「私」を見てくれる人

病気を見るのではなく、
人間を見てくれる人

私のことを気にかけてくれていることが
感じられる人

明るくて元気で
その看護師さんから「元気がもらえる」人

不安を払拭してくれるような
言葉をかけてくれる人

忙しさを
見せない人

ちゃんと
守秘義務の守れる人

私の病気を
熟知している人

私と同じ病気の人と
たくさん接している人

それなりに
経験年数のある人

自分の固定観念を
押し付けない人

顔と目を見て話を聞いてくれる人
（パソコンばかり見ている人はダメ）

女性同士のほうがいい場面もあるが
あまり性別は関係ないかな

図 | **信頼できる看護師とは?**

3 | 療養者が看護師に望むこと

　上記の"ミニインタビュー"の結果は，以前筆者が行った研究[2)]の結果とおおむね一致した。その研究とは，以前，筆者がこれまで出会った60人を超える若年性パーキンソン病の療養者たちから聞いた話を集約し，「医師，看護師，行政に望むこと」をそれぞれまとめたものである[2)]。ここでは，その中から看護師に望むことを紹介する。

　パーキンソン病は一般に中高年以降に発病し，療養者の大半は高齢者であることで知られている。しかし，中には10代で発病する場合もあり，40歳以下で発病した場合の診断名が若年性パーキンソン病となる。

　60人を超える若年性パーキンソン病を持つ療養者たちの調査資料を分析した結果，看護師への要望は，①自尊心を大切にしてほしい，②自分のことを分かってほしい，③若年性の特性をよく理解してほしい，④専門職としての対応を希望する，とおおむね4つのカテゴリーに分類

表｜看護師への要望

カテゴリー	サブカテゴリー
人間としての尊厳を大切にしてほしい	● 自尊心を大切にしてほしい ● 信頼関係を確立したい ● 患者によって態度を変えないでほしい
自分のことを分かってほしい	● 話や思いを聞いてほしい ● 自分なりの努力を理解してほしい ● いつか完治する日を信じたい
若年性の特性をよく理解してほしい	● 老人のパーキンソン病とは違う ● 一人一人の症状は異なる ● ON と OFF のギャップの激しさ ● 動けない時にも体力を使っている ● いつか結婚や出産への希望がある
専門職としての対応を希望する	● 不安を払拭するような声かけをしてほしい ● この病気に合った対応をしてほしい ● 個人個人の特徴をつかんだケアを望む ● 正しい知識や情報を勉強して伝えてほしい

〔秋山智：若年性パーキンソン病を生きる—ふるえても，すくんでも，それでも前へ！．長崎出版，2011．より〕

された（表）。

　この研究は，若年性パーキンソン病を持つ療養者が対象であるが，結果に関してはどのような病気にも当てはまるものであると考えられる。カテゴリーごとに概観してみよう。

■ 人間としての尊厳を大切にしてほしい

　これは，基本的な人権そのものである。そして，看護師の言葉遣いや態度を問うものであり，どうしても弱い立場になりがちな療養者から見て，そのときそのときの看護師の対応が人間としての尊厳に大きく影響することを物語っている。この積み重ねが，信頼関係に直結するものであり，療養者はできることなら看護師とよい関係を築きたいと願ってい

ることがそのままサブカテゴリーに表出されている。

■自分のことを分かってほしい

　療養者は，看護師が忙しいことは分かっているが，とにかく話を聞いてほしい，自分がどんな思いでいるかを聞いてほしいと願っている。その上で，自分を，あるいは自分なりの苦労や努力を分かってほしい，さらには将来の夢や目標，希望を分かってほしい，と非常に強く望んでいることを示している。

■若年性の特性をよく理解してほしい

　この研究の場合は，若年性パーキンソン病を持つ療養者が対象であったので，「同じパーキンソン病でも老人の患者とは違う」とか，つらい症状として「ON と OFF のギャップ」が激しいことなどが挙げられた。具体的には「OFF 時のつらい症状」はもちろんのこと，「ON と OFF の差が激しいこと」などであるが，それがまた「一人一人の症状は異なる」こと，さらにそれらを看護師に「分かってもらえないことへのつらさ」につながる。なお，この内容はあくまで若年性パーキンソン病を持つ療養者の場合であるので，この3つ目のカテゴリー名は，一般的には，「自分の病気の特性をよく理解してほしい」と言い換える必要がある。

■専門職としての対応を希望する

　例えば，パーキンソン病の場合では，安静にしていると次第に症状が悪化してしまうため，積極的に身体を動かすことが必要である。しかし動くことにより転倒のリスクが高まるため，そこをどう加減して対応していくかが専門職としてのケアの質に直結する。療養者は，不安を緩和するための声かけやその病気特有の対応をしてくれることを，プロの技量として，看護師に求めている。療養者は一人一人の看護師の能力をよ

く見ており，療養者が求める技量を看護師の評価基準として査定し，看護師の対応がその基準を満たさない場合は不十分さを感じている。

　以上の内容は，病気や障害が異なっていても，療養者が求める看護師への要望として共通のものだと考えられる。

　しかし，残念ながら筆者は最近でも，何人もの療養者から，「入院中，医師や看護師に自分のことを分かってもらえなかった」という話を聞いた。医療者ではないが，最も分かってほしい配偶者にさえも思いを理解してもらえず，そのどうしようもない思いを切に訴える者もいた。まず，話を聞き，その内容を受け止める看護師が求められている。

　看護師への要望の結果を踏まえ，あらためてわれわれは，療養者の自尊心や症状，努力を知り，看護師に求められる姿勢や態度，専門的技量などをよく理解し，個々の療養者へのより適切な対応を考慮しなければならないことを痛感した。その基本となるものが「信頼関係」の構築である。

　療養者は，たとえ今は根治が難しい病であっても，「いつか完治できる日が来ることを信じたい」と言う人が多い。それは，療養者にとっては大きな希望であり，暗闇に明るく光っている灯である。看護師はその希望の灯を共有し，どのようなときでも大切にしていきたいものである。

③ 訪問看護師と在宅療養者間の信頼関係 | 中野康子，川村佐和子

　訪問看護師は，在宅療養者の自宅という個人情報にあふれた場で看護を提供するという特徴がある。そのため在宅療養者との間に信頼関係を構築することが特に重要である。

　訪問看護は医療施設と異なり，看護師が訪問看護事業所の運営管理を行う立場にあり，訪問看護師の看護提供は利用者（在宅療養者）と契約することから始まる。在宅療養者からの信頼がなければ，契約はできな

いし，看護提供もできない。最初の出会いから信頼関係を構築することが求められる。そのため，訪問看護では，まず人として，訪問看護師として，さらに訪問看護事業所として，在宅療養者と信頼関係を構築する必要がある。

1 │ 在宅療養の継続に欠かせない信頼関係

　在宅療養者が訪問看護師に信頼感を抱く契機はさまざまであるが，長年培ってきた価値観や生活様式など，在宅療養者の歴史をありのままに受け入れ尊重することが重要である。筆者らが行った訪問看護師18人に対する調査では[3]，信頼関係構築や支援の姿勢について，「一般的に看護師は，在宅療養者の生活状況を医療の視点から判断しがちです。しかし，訪問看護では在宅療養者の生活状況が健康状態に即影響を及ぼさないと判断した場合には，まず，在宅療養者の価値観や生活を乱すことなく受け入れます。そして，信頼関係の深さや距離感を在宅療養者の反応から確認しつつ，在宅療養者が生活と医療との折り合いをつけられるよう寄り添い，共に考えていきます」という発言があった。訪問看護師はまず，在宅療養者のあり方を受け入れ，信頼関係を深めながら，在宅療養者の生活環境や習慣などについて提案をし，共に考え，生活に折り合いをつけながら医療をなじませていることが理解できる。

　筆者（中野）の経験を紹介しよう。訪問開始直後のいまだ信頼関係が十分に成立しない時期に，家族が吸引器をベッド下（足元）から引き出して吸引しているのを見て，吸引は迅速な対応が必要な場合があることを説明し，吸引しやすい枕元に設置するよう，置き場所の変更を提案したことがあった。家族はその場ですぐ位置を変更してくれたが，次回訪問してみると，以前と同じ位置に戻されていた。家族は「枕元に吸引器を置くと，食器を置く場所がなくなるので元の位置に戻した」ということであった。関係性が深まっていない段階や在宅療養者や家族の生活の

仕方を熟知していない段階には，訪問看護師の提案をその時は受け入れてもらえたようであっても，継続して生活の中に組み込まれないことがあると知った経験である。このような経験から，筆者らは「在宅療養では，まず患者とその家族の生活が尊重され，生活サイクルの継続・維持がされていないと必要なケアが生活の中に組み込まれない。その状態では在宅医療は成り立たず，また継続して行うことはできない」と考える[3]。訪問看護師は，在宅療養者と家族の価値観や生活パターンなどを尊重し，信頼関係を構築しながら，介護者の生活を乱さずに，納得を得られるような提案をする必要がある。

　信頼関係は，訪問看護師の姿勢が在宅療養者に受け入れられて初めて構築されるものであり，信頼関係の構築により在宅療養者によりよい支援をできることにつながる。

　在宅療養者が在宅療養を継続できるためには，在宅療養者・家族がセルフケア力を高め，自立できることも大切である。松村[4]は，信頼関係形成によって，「①療養者と家族が，訪問看護師の提供する医療処置やケアを受け入れてくれる，②療養者と家族が，訪問看護の専門的知識を受け入れ，療養者の病状管理能力や家族のケア能力が高まる，③療養者と家族が，訪問看護師の提供する情報を聞き入れてくれ，療養者の日常生活がより安全・安楽になるための介護物品や，家族の介護が楽になる介護制度を受け入れてくれる」と述べている。在宅療養者や家族との信頼関係を構築することは，在宅療養者や家族のセルフケア能力を高めることにも通じている。

2 ｜ 信頼関係を背景にした情報収集と専門的判断

　在宅医療では医師による診療の頻度が医療施設よりも少なく，医学的検査を受ける環境も整備されていないため，訪問看護師が活用できる医学情報は限られている。また，訪問看護師が訪問する時間や回数も限ら

れており，訪問していない間のリスク管理も重要となる。「訪問看護を継続していくには，……患者と家族が訪問看護師に正確な内容の情報を伝えようとする信頼感をもっているかどうかが重要なカギとなる」[5]というように，信頼関係の有無は収集できる情報の質に人いに影響する。在宅療養者や家族が訪問看護師を適切な支援者として信頼していなければ，訪問時間外の生活上の困難や精神的苦痛を語りはしないであろう。一方，訪問看護師が適切な支援者として信頼されている場合では，例えば，訪問看護師が3日前の訪問時に在宅療養者の健康状態に異常がないとアセスメントしていた場合でも，家族は「昨夜，熱が出たので頓服薬を使った」「（在宅療養者の状態が）いつもと違うように思う。念のため，伝えておいたほうがよいと思って電話しました」などという情報提供をしてくれることもある。介護者は客観的な観察ができなくても異変を察知した場合，「どこかいつもと違うのです」という漠然とした連絡をしてくることも多い。

　筆者（川村）の経験であるが，訪問看護師が訪問時間について連絡した際に，「いつもは夜中に何回か起こされるんですけど，昨夜はよく寝ていて，朝起こしに行ってもよく寝ているので，無理に起こさないでいるんですよ」と家族が答えたことがあった。訪問看護師が危険を感じ，急いで主治医に連絡し訪問してみると，すでに在宅療養者の体温・脈拍は計測できない状態であり，その後主治医が死亡を確認した。家族間では，「今朝は枕元に行って顔は見たものの，呼吸や脈を測るなんて考えてもいなかった」「今朝は涼しくてよく寝られるのだから起こさないであげよう」と話していたという。

　このように病院内では生じないような事態に直面することもある。在宅療養者・家族からの情報提供が重要であり，伝えられた情報から何を推察・推論し行動できるかが問われるのが在宅療養生活支援である。家族介護者がなにげなく発する会話であっても，それを基に推論を働かせた判断が重要であり，リスクの回避や早期対応ができれば，信頼関係は

深まる。「注射が上手だ」という技術が評価されることもあるが，観察や推論による判断，危険回避策の実施など専門的な知識による的確な行動が評価されて信頼関係が深まることもある。

　また，訪問看護では，契約したサービスの実施に対して報酬を得ることから，在宅療養者が報酬に見合っていると考える専門的看護を提供することも重要である。筆者も「代金を払っているのだから，○○をするのは当たり前だ」などという言葉を何回も聞いてきた。

　訪問看護師と在宅療養者間の信頼関係は上記のような医療や看護の提供過程において構築されることはもちろんであるが，訪問看護師の一般生活上の行動も関わっている。筆者らの経験では，玄関で脱いだ履物を看護師が自分で揃えているかどうかで，訪問看護師の礼儀作法の心得を評価されていたこともあった。信頼関係はなにげない日常行動からも，また約束事を確実に守ることからも構築され，深められている。

　在宅療養の場における訪問看護師と在宅療養者間の信頼関係は，訪問看護師の医療者としての専門的看護の提供とともに，訪問看護師の人間性や生活態度を基に構築されていくものであり，信頼関係の構築によってより質の高い看護を提供できるという関係性を有している。

2 訪問看護師の倫理的姿勢 | 萩田妙子

　人間の生命と尊厳に関わる専門職には，高い倫理観が求められる。看護師も例外ではない。看護師の職務における選択や行為を導いているものに，法律，ガイドライン，倫理綱領，ルールといった外的規範と，心の中に基礎づけられた価値判断やルールといった内的規範がある。倫理とは，心の中にある「内面化された規範」であり，その中に道徳的な価

値判断が含まれているものを指している[6]。

　訪問看護師の場合，原則として単身で在宅療養者の居宅に出向き看護を行う。自らの判断に基づいて行動し看護を行うという自律的実践と，在宅療養者の自宅という最もプライバシー（「個人が私生活において他者からの干渉や侵害を受けない自由」や「他人に知られたくない自分の情報」）を有する場に入り込む立場にあるため，プライバシーへの配慮，情報管理，高い倫理観が求められる[7]という特徴がある。また，在宅療養者の希望，家族の願い，医学的適応，訪問看護師自身の看護観など，考慮すべきことが重層的に複雑に絡み合い[8]，さらに一般住民や複数の専門職が関わる地域という広さを持った場において，病院や施設における看護以上に，多くの倫理的課題に遭遇しやすい環境にある。

① 看護実践の倫理原則とジレンマ

> **事例 1**
>
> 　A氏は，脳出血のため急性期病院で加療後，重度の片麻痺と全失語の後遺症が残り，治療中に抗けいれん薬を使用するために始められた経鼻経管栄養を継続して退院した。その後，A氏の回復の見込みとQOLを考慮して医師と関係者と家族で話し合いを持ち，医療者が経口摂取訓練などのリハビリテーションを提案したが，息子さんが「誤嚥性肺炎などのリスクがあるならやらない」と反対した。「現状維持のまま延命を最優先にしてほしい」との意向であった。また，その理由の一つとしてA氏が得ている年金の余剰金によって住宅ローンを返済していることを話された。A氏は自身の状況が分かるにつれ，経管栄養を実施するたびに声を上げて泣くようになり，しばしば管を自己抜去するようになった。まもなく消化管が食物を受け付けなくなったかのように嘔吐を繰り返すよう

になり，しばしば肺炎を併発し衰弱していった。再度医師と関係者と家族とで話し合いを持ち，このままでは数カ月程度の予後であることが説明された上で，息子さんの意向を尊重して，栄養注入量は様子を見ながら減量すること，経管栄養ができなくなったら点滴補液を実施することが確認された。娘さんが訪問してきては「ごめんね，ごめんね」と傍らで泣きながら共に過ごされていた。結果的に，医療者の予想をはるかに超えて2年あまりを自宅で過ごされてのち永眠された。後の面談で，住宅ローンが終了したタイミングであったと聞かされた。関係者一同「よく頑張りましたね。お疲れさまでした」と振り返った。

　看護実践にとって重要な倫理原則は，善行（beneficence：よいことを行う義務），無害（nonmaleficence：危害を回避する義務），正義（justice：資源配分の公正さ），自律尊重（respect for autonomy：自己決定できる個人を尊重すること），誠実（sincerity：真実を告げる，嘘を言わない，他者をだまさない義務），忠誠（loyalty：守秘義務や約束を守ること）であるが，特殊な文化の特殊な状況にこれらの原則を活用する場合では，方法が異なることがある[9)]と言われる。

　また，時代や研究者によって意味が変わってきているものもあるが，看護実践の倫理において重要な意味を持つ概念として，アドボカシー（advocacy：権利擁護，代弁），責務〔責任（responsibility）と説明責任（accountability）〕，協力（cooperation），ケア（care）がある。特に，看護師は療養者が気持ちを表出できるように働きかけ，必要な時には療養者の意見を代弁し，ほかの専門職との間の調整役としての役割を果たすことが求められている。看護においては，療養者の権利が何らかのかたちで損なわれたとき，看護師はアドボケート（権利擁護者，代弁者）としてその責任を果たさなければならない[9,10)]。

　事例1において，医療者が経口摂取訓練を提案したことは，善行の

実践である。しかし，家族の無害を望む倫理観を尊重して，経管栄養を継続するという選択がされた。実はここで訪問看護師の倫理観にジレンマが生じている。無害を望む理由の中に家族の都合があったことと，A氏にとって経管栄養で生きることが苦痛を伴うことであり，A氏自身の意思（自律）に反しているのではないかと推測されたことから，「これでいいのだろうか」と疑問を持ったのである。

　当初，訪問看護師は，A氏は失語のため，泣くことと管を抜去することで意思を表出していると考え，アドボケートとしての役割を果たそうとした。しかし，話し合いを重ねる中で，息子さんやほかの家族から，「少しでも長く生きてほしい」というそれぞれの思いや一歩踏み込んだ事情が語られ，倫理原則では説明しきれない思いと葛藤を抱えていることが分かってきた。また，A氏が初めは経管栄養で生きることを拒んでいたが，徐々に現状を受け入れ，息子の意向に沿うことで家族（親）としての役割を果たそうと変化しているのではないかと推測された。そして，A氏が家族のために究極的に望むであろうことについて話し合われた。結果的にA氏は経管栄養と点滴を受け，周囲の介護と娘の励ましに支えられながら，医療関係者の予想を超えた期間を最期まで生き抜かれた。

　振り返りで，関係者一同は，家族それぞれの価値観を受け容れて寄り添った結果，A氏が家族としての役割を果たして生涯を終えるという意思（自律）をも尊重できたのではないかと考えた。

② 「看護職の倫理綱領」から 訪問看護の倫理を考える

　専門家としての倫理的責任を明確にし，その行動規範として社会に表明しているものとして，日本看護協会が2003年に定めた倫理綱領がある。看護を取り巻く環境や社会情勢の変化に伴い，2021年3月に見直しが行われた。

16の項目からなる本文で見直しされた中で，訪問看護に関連する点は，以下に挙げる通りである[1]。

① 病院完結型医療から地域完結型医療への転換が進むにあたり，あらゆる場で活躍する看護職の行動指針となるような表現へ変更した

② 医療の高度化や，療養場所の拡大によって，看護職がこれまで以上に高い能力を発揮することが求められるようになったため，対象者に対する責任を強調し，人々の尊厳を守り尊重することを示した

③ 最期までその人らしくよりよく生きることも権利と考えられるようになっていることから，人々の権利に対する意識の変化を反映した

④ 「支援上の関係を越えた個人的関係に発展するような行動はとらない」とあえて禁止の文章を用いて，専門職として対象となる人々と適切な関係を構築することを追加した

⑤ 対象となる人々が自己の判断に基づき決定するために，看護職がその意向を尊重し，家族や多職種などと十分な話し合いを通じた合意形成を行う「意思決定」の視点をもって追加した

⑥ 多職種の中でも対象となる人々に近く，また専門職として対象となる人々の権利を擁護する立場にいることから，人々に対する不利益や危害への対応についての視点を追加した

⑦ 地域で暮らす人々の健康を支えるために，多職種との有機的な連携と協働を強調した

時代の変遷により医療福祉の社会的背景が変わる中で，訪問看護の役割は広がっている。この倫理綱領の見直しからも，看護職に求められる倫理的姿勢が変化してきたことが分かる。

事例 2

　B氏は，高齢であり，子がなく，重度の認知症を持つ妻と二人暮らしであったが，妻は妻の兄弟の意向で施設入所した。B氏は，年

齢相応の物忘れはあったが意思表示は可能で，見守りと入浴など一部介助があれば独居生活を営めていた。しばらくして，B氏自身の体調が悪化したことによる入院をきっかけに，B氏の姉妹の計らいで妻とは別の施設の短期入所を利用し始めた。当初，B氏は，何をするにも周囲に怒りをぶつけていたので，介護に支障を来すほどであった。

　B氏は徐々に全身状態が悪化し衰弱が進み，経口摂取が進まなくなっていった。親族と医師を含む関係者で話し合いの結果，姉妹の意向を尊重し，このまま施設で点滴による補液を実施しながら看取りケアをすることになった。食事は無理でも好きなお酒はどうか，とビールを勧められると，「○○か，だめだなあ，▽▽じゃないと」などとお気に入りの銘柄を言い出したりして周囲の笑いを誘ったりするようになったが，一番の気がかりなことを尋ねると，「妻のことが心配なのだ」という返事だった。折しも新型コロナウイルス感染症が流行し始めていたこともあり，妻が入所している施設では外出・面会制限が始まっていた。さらに，その頃B氏は次第に傾眠的になり，40秒ほどの呼吸休止を伴う不規則な呼吸になってきていたため，妻との面会のために移動することは急変の危険が伴うと推測された。しかし，関係者はB氏の最期の願いをかなえようと再度話し合い，医師，親族の了承を得て，妻の入所施設と交渉し，B氏が訪問し玄関先で面会できることになった。妻は笑顔で会ってくれ，B氏は覚醒した瞬間に妻の手を強く握り，二人で写真に納まった。待機する車の中では吸引器とバッグバルブマスクが用意されていた。施設に戻った後，妻の話題を向けるとかすかな笑顔がみられるようになった。数日後，点滴を差し替えるとき，「ありがとう，もういい，やめる」とかすれる声ではっきりと言った。この頃には終始穏やかな表情となり，手を胸の上で組んでおられた。数日後，B氏は関係者に見守られて，静かに息を

引き取った。

　サービスを使い互いを支え合いながらなんとか暮らしていた夫妻が，限界を迎えそれぞれの親族の思いによって，最期の時間を引き裂かれるように離れて暮らすことになった事例である。B氏の無念は当初，周囲への怒りとなって表現された。訪問看護師は，身体的変化に対応して看取りケアの始まりに関与するだけではなく，B氏が最期までその人らしくよりよく生きるために何ができるかと考えた。望むことをかなえてあげたいという関係者チームの同意の下，医師に提案し，予測される危険をアセスメントしそれへの対処方法を整えた。その上で親族に説明して承諾を得て，B氏の妻の入所施設との医療的な交渉をし，多職種と共に具体的に準備していくことで，二人の大切な瞬間をつくり出し，B氏は安心した穏やかな最期を迎えることができた。

　訪問看護師は，地域包括ケアシステムのチームの一人材であり，医療チームのコアスタッフとして療養生活を支える専門職である。このチームの中で，施設看護師と訪問看護師は多職種が連携するサービス調整の要となることが往々にしてあり，特に病状の変化に対処する場面や在宅療養生活における可能性（希望）を実現するような場面ではリーダーシップを発揮することが求められる。その場合にも，倫理的課題に遭遇する機会が多く，その課題を見いだし，チームで対応していけるように発信するという重要な役割を担う。
　2000年の「訪問看護における倫理的課題とその対応モデル作成に関する研究」[7]では，倫理的課題の定義を，「看護職者が日常の医療の現場で，困ったり，悩んだり，疑問を感じたり，割り切れない思いを抱いた状況であるとする」とした上で，「それが，倫理的課題であるかどうかは，療養生活の中で利用者や家族の人権がきちんと守られているかどうかという視点で考えると見えてくるもの」であり，生命操作に関わる状

況のみならず，通常の業務においても生じる可能性があることと説明している。同報告書では，訪問看護師個々人が倫理的な判断能力を向上させると共に，倫理的課題への組織的な取り組みなどの対応策が必要であると述べられている。

　倫理的課題に向かう過程として，まず，訪問看護師が現場にある倫理的課題に「気づく」，そして課題を分析するために「参照すべき手がかり」を見つけ，在宅療養者の希望に沿いながら課題を解決するために「何をすべきか」を考え，課題の解決のための「対話」を行うことが必要である[10]。

　倫理的課題を把握し対処の方法を考えるための手法として，Davis M が提唱した「セブン・ステップ・ガイド」[11]や，医学的適応・患者の意向・周囲の状況・QOL の4つの視点で整理して検討を進める Jonsen AR らによる「臨床倫理の4分割表」[12]，事例提示シート・益と害のアセスメントシート・カンファレンス用ワークシートの3つからなる「臨床倫理検討シート」を使った検討方法[13]などがある。

　在宅療養生活支援の現場は在宅療養者の生活の場であり，あくまでも，医療やケアは在宅療養者の望む暮らしを実現するための「手段」であり「目的」ではない[14]。訪問看護師は，医療的利益は在宅療養者にとって一つの要素であることを意識し，在宅療養者一人一人が大切にしている価値や信念があることを理解し，お互いの倫理について話し合い共有する姿勢を持ち続けることが大切である。

3 在宅療養支援における 意思決定支援 |原口道子

1 意思決定を支える

1 | 意思決定とは

　意思決定とは，一定の目的を達成するために，複数の代替手段の中から一つの選択をすることによって，意思を明確にして方針を決定することであり，自己の意思をはっきりさせることが重要である[15]。一般的に意思決定には，個人を単位とする場合と，支援チームのような集団がその構成員の意見をまとめる場合，すなわち合意形成と呼ばれるものがある。本項では，この両者を意思決定の対象とする。

　意思決定の場面は，日常生活場面から医療や治療の決定場面まで幅広く想定される。例えば日常生活では，何を食べるか，何を着るか，外出するかなどの決定を誰もが繰り返し行っている。一方で，医療や治療など，専門的な情報から判断して生命や健康に直接影響するような決定や，生活や生き方が変わるかもしれない決定を迫られることもある。

　このような意思決定の場面では，それぞれの選択肢のメリット・デメリットを比較し，予測される結果を検討しながら価値観に基づいて最善と思われる選択をする。価値観は，ニーズや望みをもとに生まれ，社会，文化，環境によって育まれ，信条や信念として定着する[16]ものであり，立場や職業などによっても異なることから，最善を探るプロセスにおいて対立が生じることがある。価値の対立を調整し，最善の選択ができるよう支援することが意思決定支援といえる。

2 | 意思決定支援とは

　意思を決定するにあたり，決定に必要な情報を得て理解し判断できる人は，自己決定にそれほど支援を必要としない。しかし，治療の選択のように専門的な内容であったり，決定（選択）がその後に及ぼす影響が大きかったりする（重大な）場合や，自己決定に必要な情報の理解力・判断能力に課題がある場合には，決定に際して支援が必要になる。国は，意思決定支援が必要な人または局面について，これまでに5つのガイドラインを示している。

⊙── 国が発出している意思決定支援に関するガイドライン

- 障害福祉サービス等の提供に係る意思決定支援ガイドライン（2017）
- 認知症の人の日常生活・社会生活における意思決定支援ガイドライン（2018）
- 人生の最終段階における医療・ケアの決定プロセスに関するガイドライン（2007，2018改訂）
- 身寄りがない人の入院及び医療に係る意思決定が困難な人への支援に関するガイドライン（2019）
- 意思決定支援を踏まえた後見事務のガイドライン（2020）

　「人生の最終段階における医療・ケアの決定プロセスに関するガイドライン」は，これに先立ち発出された「終末期医療の決定プロセスに関するガイドライン（2007）」の改訂版として示された。誰もが迎える人生の最終段階の課題に対して，「終末期医療」という視点から，最期まで本人の生き方（人生）を尊重する視点にシフトし，ACP（アドバンス・ケア・プランニング）の概念が盛り込まれた。これにより，人生の最終段階の医療・ケアについて，本人が家族などや医療・ケアチームと事前に繰り返し話し合うプロセスの重要性が示されるとともに，医療・

介護の現場における普及が推進された。

　各ガイドラインの意思決定支援の要素として共通する点は，本人の意思（自己決定）の尊重を基盤として，前提となる人的・物的環境の整備，適切な情報共有，本人・家族と医療・ケアチームとの合意形成を時間の経過や心身の状態の変化などに応じて繰り返し行うことである。これにより，医療法が示す理念のもと（6頁），たとえ本人の意思の確認が難しい状況であっても，本人の意思を推定するプロセスを経て本人にとっての最良の選択を模索する。支援チームは，倫理性（61頁）を担保した意思決定に導く最大限の努力を行うことが重要である。なお，「看護職の倫理綱領（日本看護協会）」では，人々の知る権利および自己決定の権利を尊重し，価値観や意向を尊重した意思決定を支援する旨が看護職の基本的責務とされている（65頁）。加えて，必要に応じて代弁者として機能するなど，人々の権利擁護者（アドボケート）としての役割も示されている。

　2022年度診療報酬改定において，在宅療養支援診療所/支援病院の届出要件として，適切な意思決定支援に関する指針を作成していることが必要になった。在宅療養に関わる支援チームは，日ごろより在宅療養者の希望や価値観，生き方といった話題に触れ，在宅療養者や家族と話し合えるような関係を構築し，心を揃えて在宅療養者を支援することが期待されている。

　治療法の意思決定支援には4つのモデルがあるといわれている[17]。

■ パターナリズムモデル

　医師（専門家）主導で，患者にとってよかれと思われる意思決定を行う。

■ インフォームドモデル

　医師（専門家）や医師以外から広く情報を収集して，患者が自分で主体的に意思決定を行う。

■ シェアードモデル

　医師（専門家）と患者が，互いに持つ情報（エビデンスとナラティブ）を共有して話し合い，協働して意思決定を行う。

■ 合意形成モデル

　医師（専門家）だけでなく医師以外の関係者も含むケアチームと患者および家族が情報（エビデンスとナラティブ）を共有し，多様な価値観に基づいて話合い，合意を目指して意思決定を行う。

　意思決定支援においては，状況に応じてこれらのモデルを使い分けながら最善の選択を目指す。特に，在宅療養者が直面する課題では，医療のエビデンスのみに依拠した意思決定ではなく，家族やケアチームの多角的な価値観をもって最善を探る合意形成モデルによって，療養の経過や状況に応じた意思決定を繰り返し継続的に行うことが望ましい。

② 在宅療養生活支援における意思決定支援

　在宅療養者は，生活の場が，療養に関連した医療や保健・福祉の課題が混在する状況となる。これまでの生き方，生活，大切にしてきたもの，楽しみといった，生活者として培い定着した価値観に対して，「療養」という名の，健康や生命，苦痛緩和の側面を持つ価値観が共存するのである。これまでと変わらぬ生活や価値観を維持・継続しようとすると，たびたび健康状態や治療に伴う事情や制限と対立してしまうことがある。以下は，在宅療養生活支援で直面する意思決定支援の課題の例である。

> **事例 1　嚥下機能の低下により早めに胃ろうを造設した C 氏**
>
> 　時折むせることがあり本人の同意の下で胃ろう造設をしたが，本人は「まだ使いたくない。口から食べたい」と言っている。

> **事例 2　脳梗塞後に認知機能低下と構音障害により意思疎通が難しい D 氏**
>
> 　発病前は社交的で友人も多く，よく外出していたが，発病後は外出しなくなった（希望しなくなった）。

> **事例 3　神経難病で呼吸機能が低下している E 氏**
>
> 　以前から，医師より呼吸筋麻痺が進行した際に，人工呼吸器を装着するか否かを家族も含めて相談しておくようにと説明されていた。本人は装着を拒否するものの家族は強く希望している。

1│本人の意思を確認または推察する

　事例 1のように，本人の意思・希望がはっきりしている場合には，その希望を前提としながら，起こり得るリスクを説明し，安全に行える手段や方法を共に検討する。

　事例 2のように，意思や希望を汲み取ることが難しい場合には，これまでの関わりで得られた情報（嗜好やエピソードなど）や家族・関係者からの情報および意見を含めて意思を推察する。本人の意向や希望は，家族や介護者への遠慮やさまざまな事情によって表出しない（できない）場合もある。明確に表明される意思だけに捉われず，「本当はどうしたいのか」という視点から，埋もれている意思を表在化することも重要である。意思や希望は経過や状況によって変化するものとして，繰

り返し確認するとともに柔軟な対応が求められる。治療法に関わる決定などについては，本人の事前意思を確認したり，家族などが代理で意思決定を行うことがある。いずれの状況でも，本人の意思（推察による意思）が基盤になることに変わりはない。

事例3のように，本人と家族の意思が一致しない場合もある。それぞれの意思を確認するとともに，なぜそう思うのかという理由も含めて共有し，最善策を一緒に検討する。事例3のように生命に直結した治療方針や専門的な内容については，家族だけでの話し合いが難しいこともある。本人に伝えにくい家族の介護力や社会・経済的側面の事情が背景として関連していることもある。必要に応じて，支援者が情報を整理しながら話し合う機会をつくることも重要な支援である。

2 │ 協働意思決定・合意形成の意義

意思決定は，前述のとおり本人の意思を前提とすることが基本である。その選択にリスクが予測される場合には，複数の価値を照らし合わせて最善策を導き出す合意形成のプロセスが効果的である。

たとえば，事例1では，本人の「口から食べたい」という意向に対して，家族は「本人の希望をかなえてあげたい」という意向があった。食事介助を行うホームヘルパーは，本人の希望をかなえてあげたい一方で，誤嚥が怖いため食事介助にためらいを感じていた。主治医は，嚥下機能検査の結果をふまえて，少しなら口から食べてもよいが栄養が不足してきたら胃ろうを使うことを提案していた。訪問看護師は，本人の希望はかなえたいものの誤嚥のリスクが大きいことを心配していた。合意形成のために本人・家族・支援チームで相談を重ねた結果，訪問看護師が担当するときに，好きなものを食べやすい形態にして，日中の活動性がよいタイミングで嚥下評価を行いながら，姿勢や一口量などの工夫をしてまずは様子をみることにした。しばらく経過をみて，経口摂取を増

やせるか，引き続き本人・家族・支援者で相談していくことになった。

　それぞれのチーム構成員の立場には，優先し大切にしたい価値がある。合意形成を行うためには，複数の価値を大切にしながら折り合いをつけて最善策を探ることが必要である。もし，本人の意向に沿う価値のみが優先されていれば，誤嚥を起こして健康が脅かされていたかもしれない。逆に，誤嚥のリスクのみが重視されていれば，本人の意向にかかわらず突然に経口摂取が禁止となり，本人の生きがいや楽しみが奪われてしまったかもしれない。両極の価値を大切にする合意形成の話し合いをすることで，担当者やタイミング，方法を工夫して，安全に少しずつ，楽しみながら食事をすることを諦めない方策にたどりついた。異なる複数の価値観の合意形成は，在宅療養者のよりよい生活・生き方，選択を目指すことにほかならない。

3 ｜ 合意形成における訪問看護師の役割

　前述のとおり，訪問看護師は在宅療養者の自己決定を尊重する権利擁護者としての責務を持ちながら，在宅療養者の健康や苦痛緩和を目指している。この両者は，事例1 の本人の意向と誤嚥のリスクのように価値が対立し，訪問看護師は葛藤に直面することがある。しかし，訪問看護師はこのような局面で，事例1 のように，嚥下機能が低下しているなかでも「どうすれば食べることを続けられるのか」と，医学的知識と専門的技術をもって諦めない生活へのアプローチができる。このアプローチは，健康問題を持つ人の生活を支援する「療養上の世話」そのものであり，療養生活支援の専門家たる看護職の役割であろう。

　当然ながら，誤嚥リスクの高い人の食事摂取を許容することで，いったんリスクは増える。同時に，増大したリスクの低減策を講じる責任も担う。生活の中で療養する人を支える在宅療養生活支援は，このような対立する価値を融合させる試みの連続であり，訪問看護師の専門的能力

が求められる。

　一方で，第一義である在宅療養者の意向に従うためのリスクをどこまで許容できるのか，訪問看護師の業務範囲や能力，支援チームの対応力とその限界について，在宅療養者・家族の理解を得ることが重要である。在宅療養者・家族と支援チームの合意のもとで，よりよい在宅療養生活を目指す。柔軟性とバランスを持った合意形成を図る看護職の役割は重要である。

この章で可視化されたこと

　在宅療養生活支援の基盤として，在宅療養者と訪問看護師間の信頼関係，訪問看護師の倫理的姿勢，在宅療養支援における意思決定支援の3つを挙げた。

　在宅療養者と訪問看護師の信頼関係は，あらゆる看護提供の前提となる。また特に訪問看護においては，契約締結に至る信頼関係が必要である。信頼関係が構築されているからこそ，在宅療養者の本音や希望を知って計画を立て，環境や健康状態に関する情報を得て専門的な判断ができる。在宅療養者の人間としての尊厳を尊重し，話に耳を傾け，その人を理解し，専門職として対応することにより，信頼関係は構築される。

　在宅療養者や家族の生活の場で看護を提供する訪問看護師には，高い倫理観が必要である。生活の場は個人情報に溢れているため，プライバシーの尊重が欠かせない。さらに看護職として一般的に守るべき倫理的姿勢がある一方で，在宅療養者や家族，支援チームや訪問看護師自身の価値観や状況に応じて，ジレンマが生じる状況も少なくない。在宅療養者一人一人が価値や信念を持つことを理解し，互いの倫理について問い続ける姿勢が必要である。

　意思決定支援とは，自己決定に必要な情報の整理や判断に課題がある場合に必要となる支援であり，本人の意思の尊重を基盤として，情報共

有や環境整備，合意形成を繰り返し話し合い，最善を探るプロセスである。在宅療養生活支援では，在宅療養者や家族，訪問看護師を含めた支援チームなど，背景や価値観が異なる複数の関係者が関わるため，ときに価値観の対立が起こる。その対立を調整し，繰り返し話し合い，最善を探り合意形成を図ることが訪問看護師の重要な役割である。

引用文献

1) 日本看護協会：看護職の倫理綱領，2021.
   https://www.nurse.or.jp/nursing/practice/rinri/text/basic/professional/platform/index.html [2023年9月1日時点]

2) 秋山智：若年性パーキンソン病を生きる―ふるえても，すくんでも，それでも前へ！ 長崎出版，2011.

3) 川村佐和子，数間恵子，諏訪さゆり，牛久保美津子，小泉恵：老人訪問看護技術の特徴と発展の要件―熟練看護婦に対する面接調査から―，看護管理，6(7)，486-491，1996.

4) 松村ちづか：信頼関係の形成・意思決定への支援，木下由美子（編）：エッセンシャル 在宅看護学，医歯薬出版，p105，2007.

5) 中野康子，川村佐和子：緊急電話受信時における訪問看護師の看護判断―看護判断プロセスに焦点を当てて―，日本在宅看護学会誌，6(2)，45-55，2018.

6) 吉武久美子：看護者のための倫理的合意形成の考え方・進め方，医学書院，p3，2017.

7) 志自岐康子，他：訪問看護における倫理的課題とその対応モデル作成に関する研究，介護保険制度下における訪問看護サービスの質の評価・向上に関する研究報告書，全国訪問看護事業協会，2000.

8) 習田明裕，他：訪問看護における倫理的課題，東京保健科学学会誌，5(3)，144-151，2002.

9) サラ T. フライ，メガン・ジェーン・ジョンストン（著）/片田範子，山本あい子（訳）：看護実践の倫理―倫理的意思決定のためのガイド 第3版，日本看護協会出版会，pp28-33，2010.

10) 宮坂道夫：系統看護学講座 別巻 看護倫理 第2版，p1，医学書院，2018.

11) 札野順：新しい時代の技術者倫理，放送大学教育振興会，pp127-139，2015

12) Albert R Jonsen，他（著）/赤林朗，他（監訳）：臨床倫理学―臨床医学における倫理的決定のための実践的なアプローチ 第5版，新興医学出版社，2006.

13) 清水哲郎：医療・ケア従事者のための哲学・倫理学・死生学，医学書院，pp185-199，2022.

14) 鶴若麻理：看護実践の倫理とはなんだろう―アプローチしていくための基礎知識，訪問看護と介護，26(4)，2021.

15) 川崎裕子：看護者が行う意思決定支援の技法30. p2，医学書院，2017

16) 中村光江.：看護における意思決定支援の意義．臨床透析，33(11)，1417-1425，2017.

17) 前掲6)，p16.

参考文献

1) 小西恵美子（編）：看護倫理よい看護・よい看護師への道しるべ 改訂第2版．南江堂，2017.

第 2 部

希望実現モデル

第 2 部では，在宅療養生活支援を可視化するモデルとして，「希望実現モデル」を提示する。

第 1 章では，希望実現モデル図を紹介し，その前提条件と構造について記述する。第 2 章では，希望実現モデルの中心となる，在宅療養者の〈希望〉について述べる。第 3 章では，希望実現モデルを作成する過程，特に〈目標〉と〈支援〉〈支援内容〉を記述するために，訪問看護師が行う情報収集とアセスメント，判断について解説する。第 4 章では，希望実現モデルにおいて計画の変更または終了を行う際の判断や留意点を述べる。第 5 章では，希望実現モデルを用いた在宅療養生活支援の評価について解説する。

希望実現モデルを用いた
在宅療養生活支援の可視化

川村佐和子

1 希望実現モデルとは何か

2 希望実現モデルの構造

3 希望実現モデルの前提条件
  ① 在宅療養者の健康状態は生命に危険がなく，
    〈希望実現支援〉を継続できる状態である
  ② 在宅療養者は在宅療養生活上の希望を持っており，他者に表明できる
  ③ 生活環境は在宅療養者の希望を尊重し，許容する

4 希望実現モデルの構造の詳細
  ① 〈基盤となる療養生活支援〉について
  ② 〈希望実現支援継続の判断〉について
  ③ 〈希望実現支援〉について

5 在宅療養者の希望を実現する社会的意義

この章で可視化されたこと

1 希望実現モデルとは何か

　看護師の主体的業務は行政解釈として「療養上の世話」であり，「療養生活支援」である（11頁）。しかし療養生活支援について，具体的な説明はいまだ行われていない。そこで，筆者らは，療養生活支援の目的を「療養者の希望の実現」とし，これを実現することを支援目標として，可視化モデルを検討した。

　筆者は日本在宅看護学会設立理事であり，実践知を客観化しようと努力している経験豊かな訪問看護師が，在宅療養生活支援の醍醐味を語る座談会に参加した経験がある[1]。そこで挙げられた実践のほとんどは，末期の悪性腫瘍を持つ在宅療養者の在宅療養生活支援であったが，訪問看護師が語ったことの多くは病気の特徴や疼痛管理，症状管理などではなかった。「在宅療養者が家族関係を深め，母親として，最期の役割を果たした」「寝たきりで握力が弱くなった在宅療養者に，絵手紙を書けるように支援し，友人と病前同様の交流を維持できた」など，在宅療養者の希望を実現できたことについて多くを語っていたのである。そのような実践は，「本人の思いを支え，自立に導く」「最期まで，自分らしく前向きに生きる強さを支援する」「地域とのつながりを深め，安心して生活できる基盤をつくる」という考え方に基づくと述べられてもいた。言い換えると，「在宅療養者の希望を実現するための支援」である。

　健康課題により生活行動に支障をきたし，自身が望む生活ができなくなっている在宅療養者に対して，訪問看護師は，在宅療養者自身が望む生活の在り方（希望）を追求し実現できるよう，健康課題を医師と連携して改善を図りつつ，身近な希望から実現を支援している。このように，健康課題と共に歩む在宅療養者の在宅療養生活の質を，訪問看護師が維持するのみならず，さらに向上させていくことが在宅療養生活支援

であると考え，その過程を可視化することが，筆者らの目的である。本章では，その可視化のためのモデルとして，「希望実現モデル」を提示する（図1）。

2　希望実現モデルの構造

　希望実現モデル（図1）の各項目に〈　〉を付けて，その構造を概説する。

　訪問看護師は，日常的に療養生活支援を行っている。この内容は，〈健康課題支援〉と〈生活課題支援〉から構成されている。これらの支援が在宅療養者の基盤となる生活を支えている。

　訪問看護師は，在宅療養者が生命の危険に直面している場合や，急性期など悪化の危険性が高い場合には，健康課題を最優先して支援を提供するが，一方で，生命に危険が差し迫っていないことを確認できると，〈基盤となる療養生活支援〉を行った上で，在宅療養者がより生活の質（QOL）を高めるように支援を行う。それは，健康状態に応じた在宅療養生活上の支援であり，在宅療養者が希望する生活の充実や拡大を目的とすることに特化した支援〈希望実現支援〉である。

　山内は看護の対象としての健康状態を「生きている」と「生きていく」に分類し，前者は生き物として存在し続けることであり，後者は「生きている」ことを基盤として意思をもって生活し続ける存在であるとしている[2]。希望実現モデルでは，訪問看護師が日々行っている，「生きている」状態に必要な健康課題に対応する〈健康課題支援〉および〈生活課題支援〉を〈基盤となる療養生活支援〉として，モデル図の基盤（下半分）に置く。そして在宅療養者が希望する生活の充実や拡大を目的とする支援を〈希望実現支援〉として図の上半分に配置し，両者を合わせ

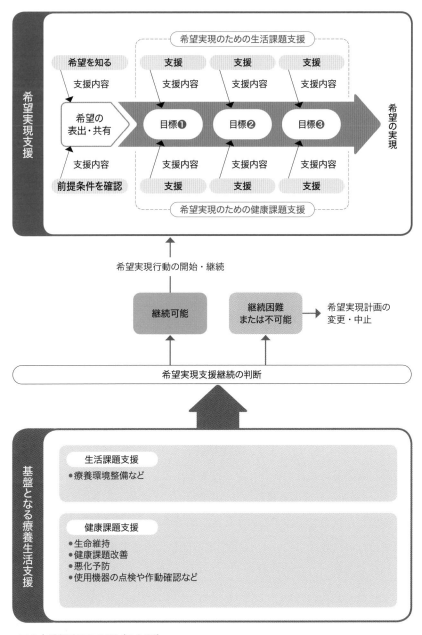

図1｜希望実現モデル(ひな形)

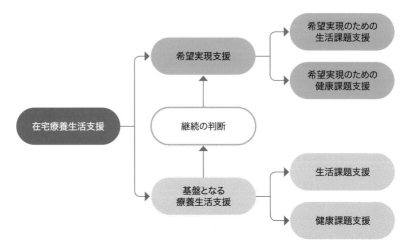

図2 希望実現モデルの構造

て，訪問看護師が行う在宅療養生活支援とする（図2）。

　在宅療養者の生活の質向上のためには，多種多様な目的や道筋が考えられるが，筆者らはそれらの中から，在宅療養者が抱いている希望（マズローの欲求五段階説にある自己実現欲求に相当するものと言ってもよい。104頁）を実現することとし，〈希望実現支援〉と名づけた。在宅療養者は希望を実現することにより生活の質向上を図ると考えた。

　〈希望実現支援〉は，まず，在宅療養者が表出した〈希望〉を家族や看護師，支援者が共有することから始まる。そして，在宅療養者を主語とした，〈希望〉の実現を目指す大矢印を中央に描き，大矢印の先に希望が実現した状態を記述する。次に大矢印の中に，在宅療養者が希望を実現するために達成していく〈目標〉を時間軸に沿って配置する（図1）。

　訪問看護師は，在宅療養者がこの矢印の中の〈目標〉を次々に達成していけるよう支援する。その内容を大矢印の上下に〈支援〉〈支援内容〉として記載する。希望実現モデルでは，作図の便宜上，支援を2つに分類し，訪問看護師の支援の対象が生活課題である場合は大矢印の上部に〈希望実現のための生活課題支援〉として記述し，希望を実現する過

程で生じてくるかもしれない健康課題やその予防などに対応する内容を
〈希望実現のための健康課題支援〉として大矢印の下部に記載すること
とした（図 1）。

　図の下半分である〈基盤となる療養生活支援〉は，〈生活課題支援〉と
〈健康課題支援〉で構成されており，上半分の〈希望実現支援〉を実施し
ない時期であっても常に行う支援としている。この支援過程は，看護師
ならば養成課程で修得しているものであるため，本書では詳細な記述は
省略する。

　訪問看護師は日常的な〈生活課題支援〉や〈健康課題支援〉を基盤とし
て，在宅療養生活の質の向上を支援するものであるから，〈基盤となる
療養生活支援〉で得られた情報を分析し，〈希望実現支援〉を開始・継続
してよいか否かを常に判断する。そして継続可能であれば予定通り継続
し，継続困難・不可能であれば希望実現支援内容を変更または中止する
ことにする（165 頁）。

　それぞれの項目の詳細は後述する（87 頁）。

3　希望実現モデルの前提条件

　本書で提示する希望実現モデルは，在宅療養生活支援の全てを可視化
するものではなく，一定の前提条件を満たす場合にのみ適用できる。こ
の前提条件は，在宅療養生活支援の実践や研究が進むにつれ，また社会
が共生の環境を整備するにつれ，縮小していくと考えられるが，現段階
では以下の 3 つの条件を前提とする。

　① 在宅療養者の健康状態は生命に危険がなく，〈希望実現支援〉を継
　　続できる状態である

② 在宅療養者は在宅療養生活上の希望を持っており，他者に表明できる

③ 生活環境は在宅療養者の希望を尊重し，許容する

① 在宅療養者の健康状態は生命に危険がなく，〈希望実現支援〉を継続できる状態である

　在宅療養者の健康状態が生命に危険がある状況であっても，訪問看護師は在宅療養生活支援を行っており，在宅療養者は希望を持っている。しかしその場合，支援方法や希望に個別性が大きく，一般化しにくい。例えば，終末期などの健康状態であっても，「最期の願いをかなえて」という言葉で表現されるような強い希望が表明され，訪問看護師はこれを「最期の願いだからこそ，健康状態が十分整っているとは言えなくても，実現させてあげたい」と努力する。それは非常に個別的な判断が要求される状態であり，簡単に一般化はできない。そこで本書の希望実現モデルは，〈基盤となる療養生活支援〉において，〈希望実現支援〉を継続できる状態であると判断される場合のみに適用する。

② 在宅療養者は在宅療養生活上の希望を持っており，他者に表明できる

　在宅療養者の希望は，支援当初は明確ではないかもしれないし，障害や病状によっては聞き取りにくいものであるかもしれない。しかし，意思伝達ツールを用いたり，在宅療養者の背景や行動を知る家族や他職員などから情報を得たりすることによって，在宅療養者の中に潜む希望を明らかにできる場合がある（106頁）。このような努力によって，訪問看護師など支援者が在宅療養者の希望を知ることができ，本人や支援チームと共有することができる場合にのみ，本書の希望実現モデルを適用する。

③ 生活環境は在宅療養者の希望を尊重し，許容する

　在宅療養者の生活の場は，在宅療養者本人が管理する場所だけではなく，他者が管理しており，共有のための規則がある場合もある。高齢者施設などでは食事の時間や門限などの集団生活規則があり，その規則を破ることが難しい場合，在宅療養者の希望に沿った計画を立てても円滑に実行できない場合もある。集団生活の場と言っても，一定の手続きによって，在宅療養者の希望が尊重され自由な行動ができる施設もあるので，一概に集団生活を送る人は無理だと決めつけることはできない。希望実現モデルは，在宅療養者の希望が尊重され，必要な行動が許容される（規則があっても一定の条件のもとで自由な行動ができる）環境である場合に適用する。

4 希望実現モデルの構造の詳細

① 〈基盤となる療養生活支援〉について

　希望実現モデルでは，訪問看護師が行っている健康課題に関する支援，すなわち診療の補助業務を中心とする（含む）支援を，〈基盤となる療養生活支援〉における〈健康課題支援〉と〈希望実現支援〉における〈希望実現のための健康課題支援〉に分類している。ここでは前者である，在宅療養者が「生きている」「生きていく」ために必要とする，〈健康課題支援〉を扱う。

在宅療養者の健康課題に対応して，日々行う，診療の補助業務を含む支援である。治療など，現在の健康課題を維持・改善することに必要な支援であり，例えば健康状態観察や吸引器を用いた気道浄化，気管カニューレ交換，服薬管理，環境整備などがある。

また，現在ある健康課題に対応するだけでなく，今後の健康状態の悪化を予防し，悪化した場合には早期発見し，早期対応できるような体制づくりの支援を含むものである。

② 〈希望実現支援継続の判断〉について

日々〈基盤となる療養生活支援〉を行った上で，その時々の健康状態から〈希望実現支援〉を継続してよいか否かを判断する。継続可能と判断できれば，〈希望実現支援〉を進めることになる。

この判断の根拠は，在宅療養者の健康課題が中心であるが，場合によっては環境的な要因も加わる。例えば，家族が上肢を骨折し，当面，〈希望実現支援〉に参加できなくなった場合，家族介護者の骨折治癒まで支援内容の方法を変更するなどの場合である。

③ 〈希望実現支援〉について

⊙───在宅療養者の〈希望の表出・共有〉

在宅療養者の〈希望〉は，内容に制限はないが，在宅療養者が単独で決められる場合は多くない。少なくとも，共同生活する家族と共有されていることが必要である。また〈希望〉が明確になっていないと，その後の支援に支障が出ることもある。〈希望実現支援〉を開始してから，

在宅療養者が「それをしたいのではない」とか，家族が「知らなかった」ということが起こると，支援を進められなくなる。その背景には，在宅療養者自身の考えが固まっていなかったり，家族との共有が不完全だったりといった理由がある場合も多い。

〈希望の表出・共有〉に関する留意点を以下に述べる。

■ コミュニケーションを可能にするツールを導入する

在宅療養者が言語障害などを持ち，他者とコミュニケーションをとりにくい状態である場合には，まず意思伝達装置やパソコンなどを用いて，在宅療養者が自身の希望を他者に伝えられるように支援することから始まる。SEIQoL-DW などのツールを用いることもできる（108頁）。

■ 在宅療養者が希望を表面化できるよう可能性を示す

在宅療養者が自身の健康状態や行動の不自由さを考え，「希望を述べても実現できない」と思い込んでいる場合もある。車いすを使用していても電車やバスに乗れることや，痰の吸引が必要であっても外出できることなどを知る機会がなかったために，「できない」「無理」と判断していることもある。このような場合は，多くの実例を伝え，可能性に思いを馳せることができるような支援が必要となる。場合によっては，在宅療養者自身も自覚していなかった希望が隠れている場合もある。在宅療養者や家族との豊富な交流，支援チームの他職種の意見を通して，また在宅療養者の生活信条や過去の経験，現在の行動から希望を探っていき，注意深い話し合いによって，在宅療養者の希望を表面化することが大切である。

■ 在宅療養者の希望を分解して具体化する

希望実現モデルでは，在宅療養者の〈希望〉は，支援チームが誤解せず共有でき，支援目標にできるところまで具体化されていることが重要

である。〈希望〉が抽象的であると，支援チームの構成員に説明しにく
く，理解を得て，支援目標を共有することにも困難がある。

　抽象的な希望は，具体的な希望に分解し，一歩一歩実現していくと考
える。例えば，「毎日楽しく暮らしたい」という希望であると，他者か
らある程度の共感は得られても，どのような状態を「楽しく暮らす」と
定義するのかという具体的な内容は人によって異なる。より具体的に
「毎日，家族以外の人と話す時間がほしい」と言ってもらえば，毎日訪
問できる人を見つけるなどして，希望を実現することができる。その次
に，「外出してみたい」などという希望が出てくると，次第ににぎやか
に楽しい毎日になっていく。また，言語による会話が困難な障害を持つ
在宅療養者が「家族と仲良くなりたい」という希望を出した場合，仲良
くなるとはどういうことかを話し合い，「一人一人と文字盤を使って会
話できるようになる」「話題を広げ，家族との会話を活発にする」「家族と
交流し，共感し合える時間を持つ」などと希望を具体的な行動に分解す
れば，支援方法を考え，その希望を希望実現モデルで実現することがで
きる。このような一つ一つの希望の積み重ねで，抽象的な希望も実現で
きる。

■ 複数の希望が表明された時は順序をつける

　具体的であっても，短期間には実現できないと思われる希望が在宅療
養者から表明される場合もある。そのような場合には，希望に順序をつ
け，実現過程を考える。

　例えば，在宅療養者が「テレビを自分でつけたい」「庭に出たい」といっ
た身近なことと，「外国に旅行したい」というような大がかりなことを
同時に表明することもあろう。時間的な順序や実現の容易さ，可能性に
よって，希望の実現に順序をつけることができる。例えば「外国に旅行
に行く」という希望は「テレビを自分でつける」→「庭に出る」→「交通
機関を利用する」→「ホテルに泊まる」→「飛行機に乗る」などの後に可

能になっていく。それぞれを目標とし，時間的に順序立てて，訓練など
を支援していく必要がある。経済的な条件を整えたり，同行者を見つけ
たりするなど，環境を整える準備に時間を要することも考えられる。

　「テレビを自分でつけたい」「庭に出たい」という2つの希望について
は，前者は在宅療養者が障害を補完できるような，使用可能な道具を見
つければ可能になる。後者の希望は車いすがあれば，車いすが庭で使用
できるか，戸外に出る通路に段差がないかなどの環境確認・整備と，車
いすに座り移動に耐えられる訓練などによって比較的容易に実現できそ
うである。また，両者は同時に（並列的に）支援を進めることができる
ものである。

　一方で，「外国に行きたい」などのように，短期間では達成できない
と思われるものもある。長期間かかっても，それを希望に生きていく在
宅療養者の気持ちを察すれば，むげに希望群から削除することはできな
い。長期間をかけて，達成する目標として配置し，その希望の実現を目
指して身近な希望から達成していくなどを工夫したい。在宅療養者の希
望を尊重して，大切にする心が必要である。

　また，現在共有されている〈希望〉（支援目標）が実現できた後に挑戦
したい「次の希望」がすでに提示されている場合には，訪問看護師と支
援チームが「次の希望」を重要視していることを在宅療養者に理解して
もらえるように，詳細な計画は立てないが，目の前の取り組む〈希望〉
の先に書いておくこともよいであろう。

⊙──〈目標〉と〈支援〉〈支援内容〉を組み合わせて計画を立て，実行する

　大矢印内の〈目標〉とそれらに対する〈支援〉〈支援内容〉を記入し，
〈希望実現支援〉の計画を立てる。在宅療養者にとってみれば，〈希望〉
は目標であり，計画は実現プロセスである。訪問看護師にとってみれ

ば，〈希望〉は支援目標であり，計画は支援計画となる。

　計画を作成するにあたり，訪問看護師が在宅療養者の希望を実現する方策を考え，それを在宅療養者や家族に提案し，在宅療養者や家族の意見を取り入れ，共有し計画として確定するというプロセスがある。必要に応じて，事前に訪問看護チームや支援チームの構成員（主治医，ケアマネジャーを含む他職種職員）と協議することもある。計画が固まったら，支援チーム構成員と共有し，計画に沿って，それぞれの専門性から在宅療養者を支援し，励ます。そうすることで，チーム全体の支援力が高まる。

　例えば，車いすで室内移動をし，随時，喀痰吸引を必要としている在宅療養者が「患者会に行きたい」という希望を表明し，支援チームでこれを実現する〈希望〉（支援目標）として共有できた場合について考えてみる。まず，「外出用車いすを入手」し，「車いすが揺れても，2時間程度，座位でいられるように訓練」し，同時に「自宅外でも吸引できる」ように家族に協力を求め，自宅と異なる環境下で吸引できるように学習してもらうなどして，「初回は訪問看護師が同行」して，「患者会に出かける」という計画を立てる。そして慣れてくるにしたがって，「訪問看護師が同行しなくても家族と外出」できるようにしていく。

　この計画における〈支援〉は，次の3つの視点で考えることができる。

■① 在宅療養者の行動力を強化する支援

　この視点での〈支援〉は「揺れがあっても，屋外で，2時間くらい車いすに座していられるように体力を強化する」が考えられる。その〈支援内容〉は，「栄養士と連携し，摂取栄養量を適切にする」「理学療法士と連携し，リハビリテーションによって行動力を強化する」「車いす座位訓練は屋内で短時間から開始し，徐々に延長し，屋外に拡大する」などとなる。

■② 実現行動中の安全を確保する環境の整備に対する支援

この視点では，〈支援〉は「外出時に用いる福祉用具を準備する」となり，〈支援内容〉として「長時間の座位や揺れに対して，皮膚損傷や痛みを生じさせない，安全・安楽な座位維持に有効なクッションなどの利用を検討する」「吸引器の電源の確保や汚物瓶代替品の持参」などが挙げられる。

■③ 実現行動中の安全を確保するための支援

事故や健康課題が発生する可能性を予測し，その回避に必要な準備を行う。「道路移動や乗り物内での安全の確保」や「吸引の技術を持つ複数の同行者の確保」や「破損や汚染が予想される器材の予備品持参」「緊急事態発生時の連絡先や受診先の決定」などが挙げられる。

■計画作成における留意点

支援計画は，年単位のような長期間にわたるものであると，〈希望〉実現までの期間が長く，計画後半は詳細な記載に困難が生じるであろう。また「6カ月後に娘が就職する予定だ。勤務先や仕事内容によっては現在のように介護できなくなり，妻一人で介護することになるかもしれない。その場合の介護者を確保したい」など，仮定に基づくことは，準備はできても，諸条件が不確定であるため，〈目標〉や〈支援〉を決定できないことが多い。そこで，期間を区切って（上記の例では，「娘の就職による介護条件の変化が明らかになるまで」など），具体的な計画を立てることにし，その事象発生後に改めて，新たな環境条件下で計画を立て直すことが現実的であろう。

また支援計画においては，注意義務や結果予見義務，結果回避義務などを怠ってはならない（30頁）。例えば長期間臥位を続けていた在宅療養者では，急に起坐位をとると，血圧変動が生じたり，めまいを起こしたりする場合がある。〈希望実現支援〉を開始してこのような健康課題が生じないように注意し，支援するとともに，仮に課題が生じた場合の

対処についても考えておく必要がある。これは〈希望実現のための健康課題支援〉であるが，その内容や方法は，場合によっては，〈基盤となる療養生活支援〉の〈健康課題支援〉と重なることがあるかもしれない。その場合は，両方に記載することとする。どちらにおいても〈健康課題支援〉は重要であり，これらの支援項目を落とすことがないようにするためである。

　注意すべき点は健康課題に限るものではなく，例えば，道路の路肩の急勾配によって車いすが路肩の溝に落ちてしまうなど，環境に基づく事故の可能性もある。〈希望〉を実現する現場の下見やシミュレーションなどが必要とされる。この視点からも，支援チームで多角的に検討しておくことは有効である。

◉── 支援チームとの関係

　希望実現モデルは訪問看護師が用いるツールとして作成するため，図中には在宅療養者と訪問看護師が実行する部分のみを記載している。しかし，在宅療養者に対する支援は訪問看護師単独で行うものではなく，支援チームで行うものであり，訪問看護師は看護の専門性を活かした知識と技術の提供職員として，チームの一員としての役割を果たすことが期待されている。そのため，支援チームの一員として訪問看護師が行うことや，支援チームに対して訪問看護師が働きかけることも，〈支援〉〈支援内容〉として記載する。以下に，支援チームと関連する訪問看護師の役割について述べる。

■ 在宅療養者の希望を焦点化・具体化し，支援チームに伝える

　訪問看護師は，在宅療養者の健康課題に対して，生活の中で支援できる知識や技術を持っているため，支援チームにおける主たる役割は，健康課題への対応を行いつつ，在宅療養者の生活の質を向上させる支援に

ある。訪問看護師は在宅療養者の希望を聞き，具体化し，支援計画とするだけではなく，在宅療養者の個別的な健康状態に合わせて，希望の実現を計画していける複合的な力を持っている。ここに，支援チームに対して，在宅療養者の希望内容を具体化し支援計画を提案できる役割がある。また，健康課題の変化を早期に察知し，観察し，査定して，進行中の計画を変更する責任も持っている。

■〈希望〉の変更に際して支援チームが柔軟に対応できる基盤をつくる

　希望実現モデルにおいてチーム構成員の合意を必要とするのは，特に在宅療養者の〈希望〉（支援目標）と支援計画である。なかでも，在宅療養者の〈希望〉が変更される際，チームにおいて訪問看護師が果たす役割が重要となる。

　在宅療養者の〈希望〉の変更は，さまざまな理由で起こり得る。在宅療養者や家族と長時間かけて話し合い，具体化した〈希望〉であっても，健康課題や環境（家族との関係など）に影響を受けて変化しやすい。在宅療養者が「本当にできるだろうか」という不安を抱いたり，予想していなかった事情が出現したり，考えに迷いが出たりすると，〈希望〉が変化してくることもある。訓練によって行動力を高めようとする期間が長引くと，訓練に疲労感が生じて，「できない」と諦めそうになる場合もある。逆に，在宅療養者が「希望してもできないだろう」と初めは考えていた事柄でも，些細なことができるようになったり，ほめられたり，支援者が共に喜んでくれたりすると，自信や勇気が湧いてきて，〈希望〉として具体化する場合もある。他方で在宅療養者自身の考えによらない場合も多く，例えば家族介護者が怪我をしてしまい，これまで継続してきた訓練の支援を受けられなくなり，〈希望〉を変化させる場合もある。

　そのような〈希望〉の変更が想定されていない場合，支援チーム構成員は，在宅療養者の〈希望〉の揺らぎに対して，ともすれば「あなたが

希望したから支援しているのに勝手に変更しないでほしい」などと不快感を抱いたり、「意見をしばしば変えるからいちいち対応しないでおこう」などと軽視したりしかねない。〈希望〉変更を受け入れると、チーム構成員一人一人が支援活動に軌道修正を迫られるため、「在宅療養者に振り回された」という思いを抱くかもしれない。

　しかし在宅療養者の〈希望〉が変化した場合であっても、一喜一憂することなく受け止めて、話し合っていく柔軟な態度が支援者には求められる。訪問看護師は、在宅療養者に直に接する時間が長く、希望の焦点化・具体化を支援している立場から、チーム構成員一人一人に丁寧に対応し、〈希望〉（支援目標）を修正しても、在宅療養者とチーム構成員との信頼関係に亀裂が入らないよう、またチーム活動が崩れないように、調整することが求められる。在宅療養者に対する柔軟な態度をチーム構成員がとれるように、訪問看護師が合意形成を進めていくことが必要である。

　そのためには、在宅療養者の気持ちの揺らぎの原因や客観的な理由、支援計画を変更する予兆などを共有することによって、チーム構成員が心のゆとりを持てるように計らうこともよい方法である。そうすればチーム構成員はそれぞれの立場から事前準備をしておくことができ、それぞれの担当する支援の変更も受け入れられやすいと考えられる。

■ 支援チーム構成員の相互理解を深め、関係調整を行う

　訪問看護師は健康と在宅生活の2つの側面から支援を担当する役割を担っているため、特に調整役と指定されなくても、チーム活動が円滑に行われ、在宅療養者や家族の利益が大きくなるよう、チームの連携を強化していく努力が大切である。

　支援チーム構成員が一堂に会することができれば、相互に「顔が見える関係」になる好機となる。そのような機会をつくる配慮も関係調整の一つであり、急な計画変更などに際して力強い連携力を発揮するために

必要なことでもある。

　〈希望〉や計画を変更・中止する際は，チーム活動にとっても重要な転機である。突然に変更を求められると誰しも驚いたり，慌てたり，「この忙しいときにどうして余計な仕事を増やすんだ」というような不満に似た気持ちさえ抱いてしまうかもしれない。このようなネガティブな雰囲気を軽減するためには，早期の伝達が有効である。前述のように，特に予兆があれば，それをできるだけ早く伝えることも大切である。例えば，「家族介護者が疲れている」という情報によって，ケアマネジャーは前もって支援増加を検討してくれるかもしれないし，看護小規模多機能型居宅介護の訪問看護師は，デイケアのために在宅療養者が来所した時に短期宿泊の説明をしてくれたり，宿泊のための観察や受け入れ準備をしてくれたりするかもしれない。それらのことによって，それぞれの支援チーム構成員が緊急対応を免れることができるし，「あの在宅療養者さんはいつも急な申し入れをする」などという不要な偏見を持つこともないだろう。また，円滑に支援が進んでいるときも，その情報を共有することは，よい支援，よい支援体制，よい協働のあり方を理解する機会であるし，家族の力を知る機会にもなる。

■ 健康課題に対応する視点から計画の変更・中断を判断し，主張する

　訪問看護師以外の支援チーム構成員から「この〈希望〉達成は変更・中止した方がよい」という提案が出ることもあるだろう。在宅療養者が訪問看護師に見せる顔と，ほかの支援チーム構成員に見せる顔が異なるときに，そのような提案が出ることがある。例えば，これまでと同じトマトの切り方なのに「切り方が悪いので飲み込めなくなった」と在宅療養者が介護職員に苦情を言うようになったり，飲み込む途中でむせが出ることに介護職員が気づいたりした場合である。介護職員が，在宅療養者から「病気が悪くなっていると思われるから，こんなことがあったと訪問看護師さんには言わないで」と口止めされている場合もある。

訪問看護師には，専門職として，注意義務や結果予見義務，結果回避義務がある。そのため，この例のように在宅療養者の健康課題の悪化を認める情報を得た場合には，訪問看護師独自の観察結果の報告も交えて主治医と相談し，支援計画変更や中止を考える必要がある。在宅療養者の複雑な心境と支援チーム構成員の立場を理解し，支援チームの合意形成を尊重する姿勢が求められるが，状況によっては，支援チーム構成員の多数決によらず，健康課題悪化の予防などを考慮して，訪問看護師が強い気持ちで計画の変更や中止を決断し，強く主張する勇気も必要になる。

5 在宅療養者の希望を実現する社会的意義

　筆者は，1970年当初，著名な神経内科医から，「ALS（筋萎縮性側索硬化症）を持つ患者に人工呼吸器を装着することは，苦痛を長引かせるだけであるから装着すべきではない」と教えられたことがあった。また一般的に，「人工呼吸器を装着している患者は在宅療養できない」とされてもいた。しかし本人の希望を基に，家族の献身的な介護と，医師と共に看護師がその実現を支え[3]，人工呼吸器を装着して在宅療養するALSを持つ人が徐々に増えていった。今では，人工呼吸器を装着している人が30年間近く自宅で過ごしたり，温泉に行ったり，外国を旅行したり，国会議員として活躍したりしている。わずか半世紀で，大きな変化が起こったのである。

　このような事象は，在宅酸素療法や疼痛管理など，ほかの多くの領域でもみることができる。社会事情や科学・技術の進歩，人々の考え方の変化により，医療の提供理念も提供体制も変化している。このような社会環境も在宅療養者の希望実現に影響を与えている。現在は実現困難で

あっても，近未来には社会が変化して可能になるかもしれない。訪問看護師は，在宅療養者が在宅療養生活をしやすい社会になることを信じて，在宅療養者の希望を実現できる未来を描きながら，在宅療養者の思いを受け止めていきたい。

在宅療養生活を支援してきた訪問看護師たちは，その経験を資料として，在宅療養生活や活動する際に準備すべき事柄，環境整備，リスク回避などを論文化して，理論化するとともに一般化を図っている[4-6]。〈希望実現支援〉を支える技法も徐々に確立され，発展していくことであろう。

わが国においては，診療の補助業務は主として医学を根拠として確立されてきた。しかし生活の質向上に関する療養上の世話業務は，看護業務の主体をなすものでありながら，その重さを支える理論形成やエビデンスについて，さらなる研究が待たれる。この分野の研究が遅れていた理由には，看護師の主体的業務が近年やっと法制度によって確立してきたことによるところが大きいのであろう（10頁）。今後は，在宅療養生活支援の理論や技法の確立によって，訪問看護師の実践を発展させ，在宅療養者の生活にさらなる豊かさを提供する重要な資源になっていきたいものである。

この章で可視化されたこと

在宅療養生活支援を「在宅療養生活の質向上を目指す支援」と規定し，在宅療養生活の質向上は単に健康状態の維持・改善だけでなく，在宅療養者の希望を実現することによってなされると考えた。そのための支援を可視化する「希望実現モデル」を提案する。

希望実現モデルは，現状では3つの前提条件（① 在宅療養者の健康状態は生命に危険がなく，希望実現支援を継続できる状態である，② 在宅療養者は在宅療養生活上の希望を持っており，他者に表明できる，

③生活環境は在宅療養者の希望を尊重し，許容する）を満たす場合に適用される。モデルは〈基盤となる療養生活支援〉と〈希望実現支援〉で構成されており，〈希望実現支援〉は在宅療養者の〈希望の表出・共有〉から実現に向かう大矢印を中心に訪問看護師の支援を記述する。〈基盤となる療養生活支援〉は在宅療養生活支援を支え，そこで把握された健康課題により，〈希望実現支援〉の継続・中断・変更を判断するという構造である。

文献

1）日本在宅看護学会（編）：在宅ケアの未来を拓く―訪問看護の羅針盤，コミュニティケア 2013年6月臨時増刊号，日本看護協会出版会，2013.

2）山内豊明：看護学概説（放送大学教材），放送大学教育振興会，pp151-156，2022.

3）川村佐和子：難病患者の在宅ケア，医学書院，1978.

4）水野優季，小倉朗子，数間恵子，川村佐和子：人工呼吸器装着者の外出時看護支援に関する研究．日本難病看護学会誌，3（1〜2），42-52，1999.

5）水野優季，小倉朗子，猫田泰敏，川村佐和子：ALS在宅人工呼吸療養者の外出時における健康問題発生状況およびその要因に関する検討．東京保健科学学会誌，6（4），281-291，2004.

6）中山優季：筋萎縮性側索硬化症在宅人工呼吸療養者の社会参加としての外出を促進する要因の分析．日本保健科学学会誌，9（4），225-237，2007.

在宅療養者の希望を知る

秋山 智

1 在宅療養者の「思い」と「希望」

  ① その人の希望を知ることは支援の第一歩

  ② 希望実現モデルにおける〈希望〉とは

2 在宅療養者の希望を知るための基盤

3 どのように在宅療養者の背景や現在の思いを知るか

  ① ライフヒストリー法

  ② SEIQoL-DW

4 希望を把握する際の注意点

  ① 在宅療養者の思いと訪問看護師の思いは時に食い違う

  ② いずれの研究方法も信頼関係こそが大切

  ③ 在宅療養者と語り合うこと自体に意味がある

5 家族や周囲の人の協力を得る

この章で可視化されたこと

ここでは，「希望実現モデル」の核であり出発点でもある「在宅療養者の希望」について，それをいかに知るかについて論ずる。さらには，家族はどのようにそれを共有していったのか，そして希望を周囲の人たちが知る重要性，希望の実現が在宅療養者個人や家族・社会にどのような影響を与えるかについても言及する。

1 在宅療養者の「思い」と「希望」

① その人の希望を知ることは支援の第一歩

　在宅療養者には，どちらかというと急性疾患より慢性疾患を持つ人が多く，中には難病や膠原病など，長期間，病気と共存せざるを得ない人もいる。また，高齢化の進んだ現在，加齢とともに体力が衰え，かつ合併症や複合した病気を持つ人も少なくないだろう。しかし，病名や症状，あるいは性別や年齢に関係なく，彼ら彼女らもわれわれ医療者と同じ一人の人間であり，さまざまな「思い」を持って日々の生活を送っている。そして希望実現モデルのキーワードである「希望」は思いの一部である。対象者の希望を知るとは，対象者の思いを知ることでもある。

　では，在宅療養者はどんな思いを持って暮らしているのであろうか。彼ら彼女らの持つ究極の思い（希望）を想像すると，それはおそらくは「病気や障害が完治すること」であろう。しかし多くの場合，発病当初はともかく診断されて長い年月が経てば経つほど，現実を踏まえれば踏まえるほど，その希望を持ち続けることは難しくなる。そのことはたいてい在宅療養者自身（特に難病などの慢性疾患を持つ在宅療養者）も理

解しており，病気と共に生きる中で，その人なりの思いを持って生活していくこととなる。

　在宅療養生活支援の対象である在宅療養者と呼ばれる人たちの多くは，そのように長い年月にわたって病気や障害を持ちながら生活し，今現在，また将来に向けて生きている人たちである。そして，たとえどのような病状の人であっても，その人なりの思いがあるはずであり，大なり小なり，何らかの希望を必ず持っている。

　例えば，昔からよく知られている，キューブラー・ロスの「死の受容過程」でも，「人間はたとえどんな状況になろうとも，心のどこかに希望が存在する」という。また，同じくよく知られているマズローの「欲求五段階説」のどの段階の欲求であっても，希望といわれるものに酷似しているといえるだろう。

　われわれがその希望を把握することは，在宅療養者にとってとても重要なことであり，われわれにとっても今後の看護に大いに役立つことになる。もちろん看護師の力で何とかなる希望もあれば，どうにもならない希望もあるかもしれない。しかし，まずはその人の希望を知ることが，支援への第一歩になることに間違いはない。

② 希望実現モデルにおける〈希望〉とは

　ここでいう希望とは，好ましい事象の実現を望むこと，または，その望みのことである。大きく言えば将来の自己実現のための夢や目標であり，あるいは日々のちょっとした要望をも含む範囲の広いものである。

　マズローのいう「生理的欲求」レベルのものも希望といえるであろう。ただし「生理的欲求」や「安全の欲求」レベルの希望であれば，プロの訪問看護師ならば在宅療養者をよく観察し，そしてアセスメントすることによって把握し，その希望をすぐにかなえる努力をしなければならない。それは看護の基本中の基本である。したがって，このレベルの希

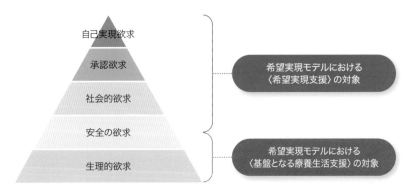

図｜マズローの欲求五段階説からみた希望実現モデルの対象

望は，希望実現モデルにおける〈希望〉としない。むしろ〈健康課題支
援〉に相当させる。

　しかし，それより上位にある「安全の欲求」「社会的欲求」「承認欲求」
「自己実現欲求」レベルの希望となると，そう簡単に把握したり対応し
たりできるものではない。希望実現モデルの〈希望〉は，これら上位の
欲求に相当するものであり，とりわけ最も高次の自己実現欲求に位置す
るものである（図）。

　このように，単に希望といっても，いろいろなレベルの希望が存在す
る。在宅療養者が「自分は病人だからどうせ駄目だろう」と最初から諦
めており，心の奥底には持ってはいても口に出さない希望もあるかもし
れない。または，在宅療養者自身が気づいていない希望さえあるかもし
れない。いずれにしても，希望はその対象者の思いの一部である。〈希
望実現支援〉を行うためには，とにもかくにもその在宅療養者の思いあ
るいは希望を把握することから始めなければならない。

2 在宅療養者の希望を知るための基盤

　では，われわれは個々の在宅療養者の思い，特に何らかの希望をどのように把握すればよいのだろうか。

　一つ目は，「在宅療養者自身に語ってもらうこと」である。本人から教えてもらえればそれが最も手っ取り早い。そして二つ目は，「観察」である。言うまでもなく，在宅療養者の状況や行動・言動などをよく観察し，そこから思いや問題点などを推察・アセスメントすることである。以上の2点は，看護師の誰もが学生時代に基礎看護学の一番最初の頃に習っているはずの，看護の基本中の基本である。しかしこれが一見簡単なようでいて実はとても奥が深い。実際に在宅療養者と接している訪問看護師の皆さんなら誰でも心当たりがあることと思う。

　例えば，読者の皆さんは自分の本音を誰になら話すことができるだろうか。表面的なことであれば，近くの友人知人など誰にでも話すことができるかもしれないが，人間には建前と本音が存在する。そして，病気や障害を持つ療養者を含む多くの人間は，一般的に誰にでも本音を語るわけではない。第1部第3章で述べたように，まず必要なのは訪問看護師に対する信頼である。信頼できる訪問看護師とはどういう訪問看護師か（54頁）ということを前提とした上で，在宅療養者とのコミュニケーションが必要となる。信頼関係が浅い訪問看護師には，在宅療養者は何も語ってくれないだろう。

　そしてもう一つ重要なことは，在宅療養者の思いが「今」どこにあるのかを把握することである。人間の思いは常に揺れ動くからである。少し前に把握したことや勝手な想像に基づくアセスメントでは，すでに今の希望とは違っているかもしれない。やはり，情報は常に新鮮でなければならない。そうでなければ，在宅療養者の真の思いからピントがずれ

た支援になってしまう。場合によっては，すでに目標や支援が決まって
いても，修正することが必要であろう（167頁）。当然のことであるが，
今の在宅療養者の思いあるいは希望をしっかり把握しなければ，在宅療
養生活支援の課題や目標設定をすることはできない。

3 どのように在宅療養者の背景や現在の思いを知るか

　われわれは，在宅療養者や家族などから直接話を聞いたり，あるいは
さまざまな情報源から必要な内容を情報収集したりする。そして，それ
らをもとに在宅療養者の真の希望を把握していくわけだが，ではどう
やって多くの情報の中から真の希望を知ったらよいのであろうか。

　おそらく，訪問看護師としての経験がものをいうことは当然であり，
同じような病気（疾患）の人を多く看護していたら，何となくその人の
思いも分かるような気がするかもしれない。あるいは，特定の在宅療養
者と長く接していればいるほど，その人の思いも把握しやすいであろ
う。そういう意味では，ある程度の経験や時間が重要なことは否定する
ものではない。

　しかし，ここで注意しなければならないのが，ある種の「慣れ」とい
うものである。それは特にベテランと呼ばれる訪問看護師に多いかもし
れない。すなわちある程度の経験を積んで，その病気や仕事に慣れてし
まったがゆえの「変な自信」や固定観念のことである。

　例えば，筆者の専門はパーキンソン病を持つ療養者の看護であるが，
10年以上の臨床経験の後，さらに10年以上もの教員生活を送った後に
なって，初めて気づいたことがあった。ここで紹介するのは，新しく取
り組み始めた研究における筆者の体験である。この体験を通して，筆者

は「パーキンソン病については，療養者と一通り面接すれば，大方その人の看護上の問題点を把握することができるし，その人のことを理解できる」と思い込んでいた自分に気づかされた。

　それでは，以下に二つの研究方法を紹介し，それぞれを用いた際の筆者の反省すべき体験と，そこからの学びを述べる。

① ライフヒストリー法

　ライフヒストリー法とは，調査者が対象者の語る内容（生活史）をその対象者の解釈に沿って編集し，対象者の語る人生を文字として記述し，構成し直すものである[1]。

　筆者がこのライフヒストリー法を用いて，パーキンソン病を持つ在宅療養者で，それまで何年も前から知っていたＦ氏のライフヒストリーをじっくり伺ってみたところ，氏がカトリック系キリスト教会の信者だったことを初めて把握することになった。それは全く予想外のことであり，Ｆ氏のことは何でも知っていると思い込んでいた筆者は愕然（がくぜん）とした。「そうだったのか，だからＦ氏は自分の将来や人生についてあのように考えていたのか」「私はいったいそれまでＦ氏の何を見ていたのか。こんなに重要なことをどうして知らなかったのか」と，大いに反省させられた。

　Ｆ氏は自分がどのような状態になろうと，いつでも家族やほかの療養者のことを思い，ピアノを弾くことをやめなかった。「こんな病気になっても自分が元気にピアノを弾くことを見せれば，ほかの人を勇気づけられる。いつか皆の前で再びピアノを弾きたい。本当はパイプオルガンならもっといい」と，夢（希望）を語ってくれた。よくよく話を聞けば，それは間違いなくキリスト教の教えにつながっているようだった。

　ライフヒストリー法の基本は，まず対象者の「生活史」を知ることである。どこで生まれ育ち，何を学び，どんな仕事をしてきたのか，どの

ように家庭を築いてきたのか，いつどのように発病し診断されたのか，どんな治療をどのくらい受けてきたのか，そしてそれらを踏まえた上で，今後の目標や希望は何なのか……など，挙げればきりがない。しかし，ただやみくもに質問するのではなく，きちんと対象者の人生を，そして生活史を紐解くこの方法を用いると，対象者の希望や夢のみならず，どうしてそのような夢や希望を持っているのかという背景をも把握できる。まさに，本章のテーマである「在宅療養者の希望を知る」という命題には，かなり有用な方法論の一つである。

もちろん本書の目的は研究ではないので，在宅療養者の人生をそこまで深く紐解く必要はないかもしれないが，生活史を踏まえて今後の目標や希望を語ってもらうことは，その人の真の希望を知るのにとても効果的な方法であると考えられる。

② SEIQoL-DW

もう一つの研究方法は，SEIQoL-DW（The Schedule for the Evaluation of Individual Quality of Life-Direct Weighting：患者個人の生活の質評価法）である。難病患者の生活の質（Quality of Life：QOL）を計るための方法として，一般には，健康関連 QOL 評価尺度の SF-36 や EuroQoL（EQ-5D）などが知られている。しかしこれらの評価法では，患者の主観的な QOL が反映されにくく，慢性進行性で特に一定以上病状の進行した神経難病患者にはうまく適用できないことが分かっている。

進行性の病気・障害を持って生きていくときには，今までとは違った価値観や生き甲斐を構成（construct）していくことが必要である。そのためにアイルランド王立外科医学院の Hickey A と O'Boyle CA らの研究グループにより作成された QOL 評価尺度が，SEIQoL-DW である[2]。

SEIQoL では半構造化面接法を用いる。自身の QOL を決定づけてい

る生活領域について，面接者との対話により対象者自身がカテゴリー化し，5つの Cue（キュー）として名前を付け，構成（construct）することが特徴である。次に，5つのキューそれぞれについての満足度を，VAS（Visual Analog Scale）を使って対象者自身が測定する。これはレベルとして量的に表す。さらに，5つのキューの意識下にある重み付け（Direct Weighting：DW 法）を行う。これはパーセンテージで表す。最後にこのレベルと重みを掛け合わせて，SEIQoL インデックスとして対象者の主観的な QOL を数値（100 点満点）として表すことができるのである。このように SEIQoL では，測定の際に対象者自身がキューを決定でき，生活の仕方や考え方，病気の進行，あるいは周囲の環境・状況の変化やケア介入により値が変わっていくという性質を持っている。

　そして最も重要なのは，キューの選定，満足度の決定，重み付けの決定という3つのプロセスの中で，その内容や数値の決定理由を聞く過程において，測定者が対象者の思いを深く把握できるということである。これにより，通常の対話では予想もつかないほど，対象者の内面を知ることが可能となる。また調査のたびにキューや思いが変動することもあり，常に最新の思いを知ることができる。

　では，筆者の経験から，この方法を使って知り得た在宅療養者の夢や希望をいくつか紹介しよう。対象者は，皆さん若年性パーキンソン病を持つ在宅療養者たちである。例えば，ある人は福祉住環境コーディネーターの資格を取ると張り切っていた。ある人は公認心理師と産業カウンセラーの資格を取ると挑戦し続けていた。このお二人はやがて本当にそれを実現させた。またある人はスポーツが好きでボッチャやその他さまざまな身体障害者系スポーツ大会で好成績を取ることに挑戦していた。この人は実際に好成績を取っており，一度一緒にバッティングセンターに行って，そのスイングに度肝を抜かれたこともある。ある人は一度退職をしたものの再就職をして，自宅新築の夢をかなえた。ローン返済のため，さらに仕事を頑張っている。

このように，パーキンソン病を持ちながらも，自分の夢や希望をかなえるために努力し続ける人たちは，筆者の身近にもいる。「地元の患者会のボーリング大会で優勝したい」「患者会全国大会の卓球で優勝したい」という人は案外多いし，それ以外にも「パーキンソン病世界大会に出席する（もちろん海外）」「皆で映画を作る（2023年上映決定）」「闘病記を出版したい（この希望はかなり多い）」「自分の作詞・作曲のCDを出したい」「ラジオ番組を放送したい」「オルゴールコンサートを続けたい」「自作の作品を売りたい」「英語の能力を生かす何かをしたい」「自分の店の支店をもっと増やしたい」などなど，健常者と同等か，むしろそれ以上の夢や希望を持って生活している方々の例は，枚挙にいとまがない。

　もちろん「もっとおいしい料理を作りたい」「子育てをしっかりしたい」「いつか結婚して出産したい」「できる限り今の仕事を継続したい」「夫と温泉旅行がしたい」「できる限り外出したい」「遠くの友人に会いたい」など，もっと生活に密着した希望も多くの方が持っている。実は，何らかの夢や希望は，大抵の療養者が持っているものである。筆者が以前刊行した書籍[3,4]に具体的な事例を詳述しているので，機会があれば参考にしていただきたい。

　これらの夢や希望は，SEIQoL–DW のキューの一つとして比較的容易に把握することができる。そこに，この方法の隠れた特徴があるといってもよいであろう。なお，SEIQoL–DW は難病のみならず，どのような病気を持つ療養者であっても，あるいは健常者であっても使用できることを付け加えておく。

4 希望を把握する際の注意点

① 在宅療養者の思いと訪問看護師の思いは時に食い違う

次に，かつて筆者がこのSEIQoL–DWを使い始めた頃の反省すべき経験を紹介する。若年性パーキンソン病を持つ在宅療養者には，就業問題をはじめ若年であるがゆえの悩みや問題が存在する。特に仕事を失った若年男性においては，そのことがQOLに及ぼす影響が大きい。

対象者は共に失業状況にあった2名の40代の男性患者である。G氏は失業中で，貯金を取り崩して何とか生計を立てている。ただし，持ち家で家族と共に暮らし，かつ同じ敷地内には別棟に両親も住み，自家用車もあってそれを運転できる体調を保っている。一方のH氏は，少し前に離婚し妻子と別れ，職も失い生活保護を受け，近所に住む母親に面倒を見てもらいながら，古く小さな，今にも倒れそうなトタン屋根の海辺の賃貸長屋で細々と一人暮らしをしている。身体的にも薬の副作用が激しく，OFF状態の時間も長くなりつつある。

この状況を見て，筆者は「どう考えてもH氏よりもG氏のQOLのほうが高いであろう，G氏のほうが遥かに幸せであろう」と勝手に判断をしていた。「H氏はきっともっとお金が欲しくて，広い立派な家に住みたいだろうな」と思っていた。しかし実際にSEIQoL–DWをしてみると，その結果は筆者の予想とは全く違うものであった。

G氏のSEIQoL–DW値はわずか17.5であった。よくよく話を聞くと，G氏は失業状態のみならず，妻との関係から男性としての自尊心に大きな傷を負っており，心理的には大変に落ち込んでいた。一方のH氏のSEIQoL–DW値は，94.6と極めて高い値を示していた。H氏は趣

味の釣りを楽しみ，お金はあまりないが近くに住む母親や釣り仲間のサポートのもとに，とても満足した生活をしていたのである。H氏の夢あるいは希望は，とにかく「大物を釣りたい」，その一心のみであった。

　このように，研究者（看護師）の予想（思い）と対象者の思いが，全く違っている場合があるということをこの調査を通して痛感した。こちらの勝手な思いでその人のQOLは高いだろうとか低いだろうとかいう予想をしてはならない。実際に本人に聞いてみないと全く分からない。主観的QOLを構成するのはまさにその人の主観であり，結果はその人の思いに左右されるものである。

　前述したように，訪問看護師は，ある程度の経験を積んで，その病気や仕事に慣れてしまったがゆえの変な自信や固定観念に注意しなければならない。先述の例が示すように，在宅療養者の思いは，こちらの予想とは食い違っている場合が多々あることをわれわれは肝に銘ずる必要がある。希望の把握も同様で，勝手な予測で在宅療養者の希望を推測することなく，しっかり話を聞くことに努めなければならない。

② いずれの研究方法も信頼関係こそが大切

　ライフヒストリー法もSEIQoL–DWも一見簡単そうだが，やってみるととても奥が深いことに気づかされる。そしてどちらの方法においても，信頼関係がないと対象者は本音を語ってくれない。調査結果の質の高さは，対象者の語りの深さに比例し，どこまで「本音」を語ってもらえるかが全てである。

　そして，在宅療養者のこころ（感情）は，長い療養生活の中でさまざまに揺れ動く。一般化された理論に単に当てはめることは慎まなければならない。個々の在宅療養者に対して，真の理解と真剣な対応に努めなければ，その人の希望にかなう本物の専門職とはいえないだろう。その上で，在宅療養者と共に課題を明らかにし目標を設定して，根拠のある

看護支援をするべきであろう。

③ 在宅療養者と語り合うこと自体に意味がある

　今回2つの研究方法を紹介したが，もちろん，在宅療養生活支援の現場において必ずしもこれらの方法を使用しなければならないというわけではない。ライフヒストリー法にしても SEIQoL–DW にしても，あくまで本来は調査目的をもって用いる研究方法であり，その副産物としてたまたま対象者の真の思いも知ることができるというものである。通常の情報収集と並行して，もし皆さんがこれらの例のような比較的簡易な方法をほかにご存知であれば，それを活用してみるのもよいであろう。大切なことは，単に話を聞くのではなく，それなりにシステマチックに質問の内容を構成していくということである。先述の2つの方法では，比較的それが可能になるので，在宅療養者の夢や希望を含む思いを聞き出しやすい。

　このようにして把握した在宅療養者の希望であるが，先に述べたように，看護師の力で何とかなる希望もあれば，どうにもならない希望もある。あるいは，看護師の力が特に必要のない希望も多くある。しかし，在宅療養者の話をよく聞き，何らかの形でそれを実現させるために訪問看護師としての支援が必要かどうか，それを在宅療養者と一緒に語り合うことが，すでに支援の第一歩になるのかもしれない。在宅療養者の語りを聞く過程で自分の心が整理できたという訪問看護師の声をよく耳にすることも付け加えておきたい。

5 家族や周囲の人の協力を得る

　最後に，在宅療養者の希望や思いをかなえるには在宅療養者の家族の協力を得ることがとても重要であることを述べておきたい。在宅療養者は家族に自分の夢や希望を語っている場合もあるが，必ずしもそうではなく，秘かに考えているだけという場合もある。もし，「その方の希望」を「家族皆の希望」とすることができたなら，その時点で支援のかなりの部分が前進しているといっても過言ではない。もちろん，家族のみならず友人その他のもっと多くの周囲の人の協力が得られたら，それはさらに素晴らしいことである。そのような要素を持っていることが，在宅療養生活支援における〈希望実現支援〉の大きな特徴と言っていいだろう。

　在宅療養者の現在の希望をしっかり把握したなら，家族や周囲の人の協力を得て，皆で課題を明らかにして，一歩一歩目標を設定し，訪問看護師ができることを支援していく。在宅療養者本人だけでできることではなく，皆の力添えあっての希望実現である。例えば，「闘病記を出版したい」というよくある希望を実現させるためには，何が課題になるのか，皆で考え解決していく。皆で力を合わせればきっとできる。出版社に誰かの知り合いがいると，希望がかなう可能性が上がることが多い。あるいは海で「大物を釣る」ためには，どんな課題があってどんな支援が必要なのか。この場合，大きい課題は外出支援である。そこさえクリアできると，希望がかなう確率が高くなる。

　特に，難病を持つ在宅療養者の希望の実現は，その人の人生において大変重要なことである。いや，重要どころか，それはその人の人生そのものであるといっても過言ではない。一人一人の在宅療養者の希望がかなえられていったら，それが家族や社会に与えるインパクトは大きい。

難病を持つ人であっても，夢や希望をかなえることができる社会になるということだからだ。

　筆者の身近でも，ALS を持つ友人が国会議員になった。それが，同じような病気や障害を持つ，世の中の多くの人々の希望になることは間違いない。一人の人の希望実現は，より多くの人の希望実現につながる。希望実現支援には，そのような意義が込められているのである。

この章で可視化されたこと

　たとえどのような病気や障害を持つ人であっても，その人なりの思いや希望を持っている。在宅療養者の思いや希望を知ることは，在宅療養生活支援に欠かせないことであり，それ自体が〈希望実現支援〉の第一歩である。在宅療養者の思いや希望を知るためには，ライフヒストリー法や SEIQoL–DW などさまざまな方法があるが，いずれにせよ訪問看護師が在宅療養者と信頼関係を築いていることが必要不可欠である。訪問看護師は，人間の思いは常に揺れ動くことを前提として，自身の慣れや思い込みを排除し，在宅療養者の「今の思いや希望」をしっかりと聞くことに努めなければならない。

　〈希望実現支援〉においては，家族や周囲の人の協力を得ることも重要である。在宅療養者の希望実現はその人にとって人生そのものであり，それがかなうことは，本人だけでなく，家族や社会にとっても大きなインパクトがある。難病など，病気や障害を持つ人の夢や希望をかなえることができる社会になるということだからである。

文献
1) 中野卓，桜井厚：ライフヒストリーの社会学─語られる「人生」─社会学は「個人」をとらえ得るか？　弘文堂，1995.
2) 中島孝：難病ケアと問題点─QOL の向上とは，シンポジウム 12-4　神経難病のケアと問題点，臨床神経，45 (11)，994-996，2005.

3) 秋山智：若年性パーキンソン病を生きる―ふるえても，すくんでも，それでも前へ！ 長崎出版，2011.
4) 秋山智：難病患者の恋愛・結婚・出産・子育て―若年性パーキンソン病を生きる患者と家族の物語，あっぷる出版，2017.

第 3 章

在宅療養生活支援における情報収集とアセスメント

蒔田寛子　尾﨑章子　中野康子

1 在宅療養生活支援における情報収集とアセスメントの特徴

① 「訪問看護師の推論」に必要な情報を収集し，アセスメントする

② 支援者との情報共有から在宅療養者のさまざまな顔を発見する

③ 帰納法と演繹法を柔軟に用いる

④ 将来の状態変化を予測する

⑤ 在宅療養生活は安定と不安定を繰り返すことを理解する

2 在宅療養生活支援のための情報収集

① 情報収集を行うときの情報源

② 収集する情報の内容

③ 生活環境に関する情報収集と支援を可視化する

3 収集した情報のアセスメント

① アセスメントにおける優先課題

② 目標に関するアセスメント

③ 支援・支援内容のアセスメント

この章で可視化されたこと

在宅療養生活支援の基本的目標は，在宅療養者ができるだけ安定した生活を長く送ることである。安定した生活の基盤には，病状の医学的な安定があり，これは全ての在宅療養者に共通する。個別性が大きいのは，「これからどのように生きていきたいのか」という在宅療養者が求める生活（希望）であり，人生に関する思いである。同じ疾患を持つ同年代の在宅療養者であっても，これまでの生き方（生活歴，学歴，職歴，地域との関係性など），家族構成や家族との関係性など，さまざまな要素により，求める生活や人生は異なる。

　本章では，在宅療養生活支援における情報収集とアセスメントについて整理する。希望実現モデルにおいては，在宅療養者の〈希望〉の実現に至るまでの間に，複数の〈目標〉と〈支援〉〈支援内容〉を設定する必要がある。それらを判断するにあたり，どのような情報をどのように収集し，どのようにアセスメントすればよいのだろうか。訪問看護師を対象にした研究を基に可視化を試みる。

1 在宅療養生活支援における情報収集とアセスメントの特徴 | 蒔田寛子

1 「訪問看護師の推論」に必要な情報を収集し，アセスメントする

　在宅療養生活支援の対象である在宅療養者は，何らかの病気や障害を持っているため，医学的に安定した状態であっても，病気の進行や環境の変化による症状の悪化などにより，容易に状態が不安定になり得るという特徴がある。そのため訪問看護師は，在宅療養者の将来の症状悪化を予測して情報収集し，アセスメントする。

　例えば，脳梗塞で寝たきりとなった高齢者は，再梗塞を起こす可能性が高いが，それがいつ起こるかは分からない。そのため訪問看護師は毎回の訪問でバイタルサインを確認し，症状や生活の様子を観察している。そのような観察は身近な医療者としての訪問看護師に期待されている役割であり，医学的推論を用いて行っている。

　また，老老介護で在宅療養生活を送っている高齢者では，介護者も高齢であるため介護力が十分でないことが多い。さらに高齢者は気温が上昇しても暑さを感じにくいこと，エアコンを使い慣れていないことなどさまざまな要因が重なり，脱水症状を起こしやすい。訪問看護師は，介護力や生活習慣，価値観なども症状出現に影響することをよく理解しており，それらの事象も症状悪化を予測する情報として収集している。この場合，医学的推論に加えて，介護力や生活習慣，価値観など生活の情報を基に，訪問看護独自の推論をしている。このような推論とそれに基づく支援は，在宅療養生活支援の専門家として訪問看護師に求められている役割である。

② 支援者との情報共有から
在宅療養者のさまざまな顔を発見する

　在宅療養者が求める生活や人生にはさまざまな側面があり，訪問看護師の支援だけで充足できるものではない。また訪問看護師は，在宅療養者の日常生活の一部の時間に関わるのみであり，在宅療養者から「看護師さん」として認識されている。在宅療養者が訪問看護師に見せる顔や相談内容は，日常生活の多くの時間に関わっている介護職員や，主治医に見せる顔や発言・相談内容と異なることがある。

　筆者が支援した在宅療養者で，がん終末期で一人暮らしをしている女性がいた。彼女は訪問看護師には「全幅の信頼を置いている」という感じで愛想がよかったが，介護職員に見せる顔は少し違っていたようだ。彼女の自宅には朝・昼・晩と介護職員が訪問して，食事の準備や片づ

け，洗濯などの生活支援を行っていたのだが，彼女は介護職員のことを
まるで「お手伝いさん」かのように認識しているようで，家事の方法に
指示をし，「気に入らないと文句を言う」と介護職員から情報提供があっ
た。このように，多職種で支援していても，職種により得ている情報が
違うことがある。それゆえ在宅療養生活支援では，在宅療養者・家族の
みからではなく，地域住民のようなインフォーマルな支援者を含めたほ
かの支援者からも情報収集することを大切にする。

　また人間は常に本心を表現するわけではなく，特に空気を読むことを
美徳とする日本人に根強く残る処世術として，本音と建前を使い分ける
ことがある。すなわちコミュニケーションの方法として，本当の意図を
そのまま伝えず聞こえのよい言葉で隠す，もしくはごまかすことがあ
る。在宅療養者も，コミュニケーションの対象によって，またはその
時々の感情によって，態度や言動を使い分けるのは当然であり，支援者
は在宅療養者の本心を推論する必要がある。

③ 帰納法と演繹法を柔軟に用いる

　訪問看護師は，収集した情報から論理的推論を行っている。

　これまで述べたように，訪問看護師は訪問時に生活の詳細な観察を行
うとともに，支援者から提供される情報などを収集する。これはさまざ
まな事実から結論を導き出す，帰納法を使うための情報収集である。前
述の脱水の事例では，「気温が上昇」「老老介護で介護力が十分ではな
い」「『この夫婦はエアコンの風が苦手と言っていた』と介護職員から聞
いた」などの情報を総合して，「脱水症状を起こしやすい」と推論してい
る。経験豊かな訪問看護師は特に，情報源などの偏りを意識的に排除し
て，複数の具体的な事実を総合して推論する。

　さらに訪問看護師は，演繹法も使い推論している。演繹法とは，一般
的かつ普遍的な事実を前提として，そこから結論を導き出す方法であ

る。つまり一般論に当てはめて結論を導き出す方法である。

　独居高齢者の在宅療養生活支援に関する筆者の研究[1)]では，職種や立場の異なるさまざまな支援者が，「独居療養者への援助経験」「病気と社会保障制度の知識」などに基づき，情報を収集し支援していた。訪問看護師には，看護の知識・技術と，在宅療養生活支援の経験により培われた知識があり，それらの知識，つまり一般的な論理を基に情報を収集している。

　例えば，ある独居高齢者は携帯電話を持っており，「警備会社と『緊急時に連絡すると駆けつけてくれるサービス』の契約をしているから大丈夫」と話していた。しかし訪問看護師は，その在宅療養者の ADL が徐々に低下してきていることに気づいていたため，警備会社や訪問看護事業所に連絡できないときがあると考え，緊急時の連絡方法を具体的に確認していた。そして，病気の進行により，今後はさらに緊急時の対応が必要と予測していた。これは訪問看護師としての過去の経験から，「独居の在宅療養者は特に緊急時の対応をどうするか明確にしておくことが重要」という一般論に基づき判断したものであり，今後の予測も医学的推論であるとともに，これまでの支援経験により判断したと考えられた。このように，訪問看護師は帰納法と演繹法を柔軟に使いながら推論を行っている。

④ 将来の状態変化を予測する

　在宅療養者の健康状態は，現在は医学的に安定した状態であっても，病気の進行や環境の変化により，容易に不安定になる。そのため訪問看護師は，在宅療養者の現在の状態に対する目標だけでなく，今後の症状悪化を予測して目標を設定する。〈希望実現支援〉においても同様に，希望実現のための行動を実行した際に何が起こり得るかという予測を基に〈希望実現のための健康課題支援〉を設定する。

特に在宅療養者は，ほとんどの時間は医療を担う支援者が近くにいない状態で過ごすからこそ，今後の予測が重要となる。訪問看護師は，どのような症状が出現したら訪問看護師や医師に連絡をすればよいのか，どこに連絡するかなど，緊急時の対応を具体的に在宅療養者や家族に説明する。このような支援は，安定した在宅療養生活を送るという目標の下常に行われており，在宅療養者は事前に自分にとって必要なことを教えられているので，いざ症状が変化しても適切に行動できる。健康課題を持つ在宅療養者であるから，症状の変化は多かれ少なかれあるが，その際に適切に対応できることが安定した在宅療養生活の継続につながる。そしてこのように先を見据えた支援を提供するからこそ，訪問看護師への信頼も高まる。

⑤ 在宅療養生活は安定と不安定を繰り返すことを理解する

　在宅療養者は，症状が安定している慢性的な経過をたどる時間が長いが，症状が悪化する急性期もある。病院での治療が必要となる場合もあるが，積極的な治療が終了すれば，また自宅での生活が始まる。予備力が低いため，入院による安静と治療は心身への影響が大きく，入院前の生活に戻ることが可能な療養者ばかりではない。症状悪化による入院治療であるため，退院後には ADL や認知機能などが今までよりも低下した状態で，安定した在宅療養生活が再開されることが多い。

　このように在宅療養者の生活は，安定と不安定を繰り返しながら，徐々に変化していく。訪問看護師は，治療を優先する状態ではない生活を「安定」とみなして，その生活が続くことを目標に情報収集し，アセスメントする。

2 在宅療養生活支援のための情報収集

① 情報収集を行うときの情報源 | 尾﨑章子

　在宅療養生活支援（訪問看護）を開始するにあたり，訪問看護師は在宅療養者（利用者）ならびに家族を含む周囲の人々に関する情報を得る必要がある。ここではどのような媒体を用いて，誰から，どのような機会に情報を得ているかについて述べる。

1 | 情報提供の媒体

◉―― 訪問看護指示書

　訪問看護は，主治医が在宅療養者に訪問看護が必要と判断した上で，「訪問看護指示書」の交付を受けて実施される。訪問看護指示書は，訪問看護事業所など指定訪問看護事業者が利用者に対して訪問看護を開始する際に，主治の医師から指示を受けるために交付される文書をいう。介護保険法および健康保険法に関連する省令において「指定訪問看護の提供の開始に際し，主治の医師による指示を文書で受けなければならない」と定められており（指定居宅サービス等の事業の人員，設備及び運営に関する基準第六十九条・第二項，指定訪問看護の事業の人員及び運営に関する基準第十六条・第二項）[2,3]，訪問看護指示書がないと保険請求ができない。

　訪問看護指示書は介護保険・医療保険共通の様式で，利用者の基本属性，主たる傷病名，現在の状況（病状・治療状態，投薬中の薬剤の用

量・用法，日常生活自立度，要介護認定の状況，装着・使用医療機器等），留意事項および指示事項，在宅患者訪問点滴注射に関する指示，緊急時の連絡先・不在時の対応，特筆すべき留意事項，ほかの訪問看護事業所への指示，痰の吸引実施のための訪問介護事業所への指示で構成される。うち，現在の状況には利用者の心身の健康状態，介護の必要度，実施している治療（薬物療法，装着・使用中の医療機器）などが含まれる。留意事項および指示事項の「Ⅰ. 療養生活指導上の留意事項」には，訪問の目的に通じる医師の指示内容が記載されており，医学的観点から何を目的として訪問するのかを把握する情報でもある（26 頁図 2）。

◉── 訪問看護利用申込書

　「訪問看護サービス申込書」ともいわれている。利用者や家族，ケアマネジャーや地域包括支援センターが訪問看護事業所にサービス提供を依頼する際，「訪問看護利用申込書」が用いられている。訪問看護事業所が最初に利用者の情報を得るときに使用するだけでなく，サービス開始後も利用者の基本情報として保管されている[4]。

　様式は事業所によって異なるが，おおむね相談者（依頼者）の基本情報，利用者の基本情報，家族構成，利用申込に至るまでの経緯，依頼（相談）内容，要介護（要支援）認定，居宅サービス計画書の作成の有無，特記事項などで構成されている。訪問看護利用申込書は訪問看護の利用希望者の全体像を把握し，適切な支援につなげるものとして活用されている[4]。

◉── 手順書

　看護師が特定行為研修を受講することで，手順書に基づいて，診療の補助として医療行為を実施できる（11 頁）。手順書とは，医師が看護師

に診療の補助（特定行為）を行わせるために，その指示として作成される文書で，「看護師に診療の補助を行わせる場合の病状の範囲」「診療の補助の内容」などが記載されている。医師は手順書を適用する前に，利用者を特定する必要がある。手順書は医師があらかじめ作成するものであるが，必要に応じて看護師と連携して作成することもできる。

◉──── 退院時看護サマリー

医療機関から在宅療養へ移行する利用者は，退院元の病院から退院時看護サマリーが発行されることが多い。現病歴や入院中の健康状態，日常生活自立の状況，治療の経過，実施している治療や看護，リハビリテーション，患者・家族の病気の受け止め，治療や療養生活への希望や意向などが記載されている。

◉──── サービス提供票，ケアプラン

介護保険サービスを利用している利用者では，訪問看護はケアプラン（介護サービス計画書）に位置づけられる。訪問看護師は，ケアマネジャーから交付を受けたサービス提供票，居宅サービス計画または介護予防サービス計画書に沿った訪問看護の提供を行う。

サービス提供票には，利用者の１カ月分の介護サービスの利用予定が記載されている。居宅サービス計画書は第１表から第７表で構成されており，居宅サービス計画書（第１表）は，利用者の基本情報や支援計画の全体方針，具体的には，利用者および家族の生活に対する意向を踏まえた課題分析の結果，介護認定審査会の意見およびサービスの種類の指定，総合的な援助の方針，生活援助中心型の算定理由から構成されている。

居宅サービス計画書（第２表）は，利用者のニーズ，目標，具体的な

援助内容を記載するもので，生活全般の解決すべき課題（ニーズ），目標（長期目標・短期目標），援助内容で構成されている。

居宅サービス計画書（第3表：週間サービス計画表）は，週間の介護サービスと利用者の活動，具体的には曜日・時間・サービス内容，主な日常生活上の活動，週単位以外のサービスで構成されている。

居宅サービス計画書（第4表：サービス担当者会議の要点）はサービス担当者会議での検討内容や結論，残された課題などの要点を記載する。

居宅サービス計画書（第5表：居宅介護支援経過）は利用者からの相談内容，事業者との連絡内容や調整事項，モニタリングの結果などを時系列に記載する。

居宅サービス計画書第6表と第7表は保険給付の根拠となる書類で，第6表（サービス利用票）は提供される介護サービスの月間スケジュール，第7表（サービス利用票別表）は事業所ごとのサービス内容・利用者負担額などを記載する。

2 ｜ 情報提供者

在宅療養生活支援における主な情報提供者は，当事者である在宅療養者とその家族，訪問看護指示書を交付する医師，介護保険利用者の場合はケアマネジャー，介護職員，退院して在宅移行する場合は医療機関の病棟看護師や地域連携室などの関係者，行政保健師，高齢者施設の看護師や生活相談員（介護老人保健施設では支援相談員），近隣や民生委員などの地域住民などである。このほか，薬剤師，リハビリテーション職員（理学療法士，作業療法士，言語聴覚士），福祉用具専門相談員など当該利用者の支援チーム構成員，地域で生活する障害者へのケアマネジメントを担う相談支援専門員などである。

在宅療養者が地域で生活する上で，医療・保健・福祉・教育・就労など，個々の持つ幅広いニーズがある。このため，訪問看護師が情報提供

を受ける対象も多岐にわたる。在宅療養者・家族の意向や希望を踏まえ，チームの支援の方向性を一元化するには，日頃からの連携に基づく時機を逃さない情報共有と合意の形成が重要となる。

⊙── 在宅療養者・家族（当事者）

在宅療養生活支援の対象は，生活の場で療養する病気や健康障害を持つ人（在宅療養者）とその家族である。当事者である在宅療養者・家族自身からの情報は最も重要となる。

⊙── 訪問看護指示書を交付する医師

訪問看護指示書を交付する医師（主治の医師）は，病院や診療所に所属している。訪問看護指示書を交付している医師のなかには，病院での外来診療が主で訪問診療には対応していない医師もいる。診療スタイルによって，在宅療養者や家族の在宅療養生活に関する情報の詳細には濃淡があることに留意する必要がある。

⊙── ケアマネジャー

介護保険サービスを利用している在宅療養者に対する訪問看護は，ケアプランに基づいて提供される。担当ケアマネジャーは，在宅療養者のニーズを把握した上で，心身の状態や生活状況にあわせたケアプランを作成する。ケアマネジャーから，ケアプランの全体を踏まえ，訪問看護事業所に対して訪問看護時間・回数，訪問内容などの依頼がある。

介護支援専門員実務研修受講試験に合格した職種では，介護福祉士が最も多く，次いで看護師・准看護師，相談援助業務等従事者となっている[5]。ケアマネジャーの基礎職種によって，医療面や生活面などの支援

の強みに違いがある点に留意する。

⊙── 介護職員

　長期間在宅療養していると，訪問介護サービスが先行し，フレイルが進行して自立度が一段と低下したり，認知機能の低下によって薬の飲み忘れなどの課題が生じたりした時点で，訪問看護を開始することがある。一般に介護職員は訪問看護師に比べて在宅療養者（利用者）宅への訪問回数が多く，在宅での生活の様子や家族関係，在宅療養生活への意向や希望など，日々関わっているからこそ得られる情報を把握している。病状変化が予測される場合には，あらかじめ必要な情報や観察ポイントを伝え，依頼しておく。また「なんとなく元気がない」「いつもと違う」といった微細な変化をキャッチした場合には，躊躇なく伝えてもらえるよう，介護職員との良好な関係を築いておく。

⊙── 医療機関の病棟看護師や退院調整部門などの関係者

　入退院支援（とりわけ医療機関から在宅療養への移行）では，主治医や退院調整部門（地域医療連携室など）の看護師や医療ソーシャルワーカーから情報提供を受ける。退院調整部門が設置されていない，もしくはその対象となっていない療養者では，病棟看護師が主な情報提供者となる。

⊙── 行政保健師

　現状のサービス提供体制では在宅療養者本人や家族のニーズ（潜在的なニーズも含め）を十分に充足することが難しい，いわゆる対応困難事例に対する行政保健師の関与が求められている[6]。例えば，難病におい

ては保健所保健師が，判断力が低下して脱水症状による救急搬送を繰り返すが，サービスの利用や療養場所の選択に関し，本人に代わって意思決定できる立場にある人がいない事例への対応[6]を行う。また例えば自ら支援を求めない（求めることができない），認知症が疑われる一人暮らしの高齢者に対しては，地域包括支援センターの保健師がアウトリーチ活動を行い，支援体制をつくっていくこと[7]などである。

⊙── 地域包括支援センター職員

地域包括支援センターは包括的支援事業と介護予防支援事業を行う。後者の利用者（要支援1または要支援2に認定された利用者）に対して地域包括支援センターのケアマネジャーが作成したケアプランに基づき，介護予防訪問看護を行う。

⊙── 高齢者施設の看護師や生活相談員

ケアマネジャーや主治医からの要望などで高齢者施設 * の利用者に訪問看護を提供することがある。訪問看護師は利用者に対する病状の観察や医療処置の管理・実施を行い，介護職員や生活相談員に対して利用者の状態に関する情報共有やケアの助言を行っている。高齢者施設で看取りを行う上で訪問看護師の役割は重要である。一方，施設の看護師との連携では，特に終末期の利用者について，訪問看護師は主治医との連携の要としての役割を果たしている[8]。

---

* ここでは，サービス付き高齢者向け住宅，有料老人ホーム，養護老人ホーム，ケアハウス，認知症グループホーム，特別養護老人ホームを指す。

⊙ ── 近隣や民生委員などの地域住民

　地域包括ケアシステムでは，近隣や友人，仲間など個人的関係性を持つ人々が助け合う，インフォーマルなサービスである互助が重要視されている。自治会組織などが一人暮らしの高齢者の買い物やゴミ出し，見守りなどの活動を行っている地域もある。地域で暮らしを営む上で住民の理解と協力は不可欠であり，支援チームのメンバーとして，近隣住民や民生委員から在宅での暮らしに必要なサポートを得ることもできる。

3 | 情報を得る機会

　上記の関係者から個別に情報を得る（得られる）場合と，会議などのカンファレンスから情報が得られる場合がある。

⊙ ── 退院時カンファレンス（サービス担当者会議）

　複数の居宅サービスを利用する在宅療養者や継続的な治療が必要な在宅療養者では，病院から退院する前に，療養者・家族と，退院元の医療機関の職員，在宅ケアチーム，ケアマネジャーなどが参加した合同カンファレンス（サービス担当者会議）が開かれる。入院中の健康問題や治療経過，退院に関する課題や問題点，退院へ向けた目標設定と支援の内容，療養者・家族の希望や意向を踏まえた支援，退院後も必要な治療・看護・介護，インフォーマルケアなどについての意見交換を通して，在宅療養移行後の支援に関する全体での合意形成を行う。

　ここでは，在宅療養生活支援の長期目標を検討するために必要な情報を収集する。また，退院に先立って訪問看護師が入院先まで出向き，療養者本人や医療機関のスタッフと面談し，情報を収集することもある。療養者の希望を実現する支援の共有も行う。

◉──── 訪問・面談

　在宅療養生活支援において，在宅療養者宅への初回訪問は重要な位置づけにある。前述したように，通常，初回訪問までに，訪問看護を依頼したケアマネジャーから，また医療機関で開催される退院前カンファレンスにおいて，事前に情報を収集する。

　初回訪問における在宅療養者・家族との面談を通じて，在宅療養生活において困っていることや望んでいること，訪問看護師に期待することや要望などを把握する。生活の場を訪れることで生活空間や生活の仕方，療養状況の実際を知ることができる。加えて，在宅療養者と家族員との関係性（在宅療養者にとって家族がどのような存在であるか，家族は在宅療養者や介護をどのように受けとめているか）を感じ取ることができる。

◉──── サービス担当者会議

　ケアマネジャーは，ケアプランの作成にあたって，サービス担当者会議を開催することが義務づけられている。サービス担当者会議は，原則として在宅療養者，家族，すべてのサービス提供事業者が参加し，在宅療養者・家族の意向を確認し，ケアプラン原案について専門的な見地から意見を述べる。訪問看護師は在宅療養者に関わるなかで，健康状態や生活状況の変化があれば適宜ケアプランの見直しを提案する。訪問看護師にとってサービス担当者会議は，各事業者が保有する情報を共有でき，ケア方針を検討する機会でもある。

◉──── 地域ケア会議

　地域包括ケアシステムの実現に向け，個人に対する支援の充実と，そ

れを支える社会基盤の整備を同時に進めていく手法として，地域ケア会議がある。地域ケア会議の機能として，①個別課題の解決，②地域課題の発見，③地域づくり・資源開発，④政策形成がある[9]。個別事例の検討を通じて，課題解決を蓄積することにより，地域に共通する課題を明確化し，地域づくり・政策形成などにつなげていく。

また，①個別課題の解決として，支援困難事例などに関する相談・助言や自立支援に資するケアマネジメント支援がある。サービス提供の最適な手法や参加者の資質の向上，関係職種の連携促進により，各事業所のサービスの質向上に還元することができる。

② 収集する情報の内容 蒔田寛子

在宅療養者が求める生活や人生（希望）を把握し支援するために，訪問看護師は，医学的な情報に加えて，在宅療養者にとって影響が大きい，生活環境に関する情報を収集する必要がある。本項では，在宅療養生活支援において重要となる「在宅療養者にとっての生活環境」という視点で，訪問看護師が収集する情報について整理してみたい。

生活環境とは，人間が生活を行っていく上で周辺にある，物質面・精神面における物事との全体的な結び付きのことをいうが，大きく分けて物理的な生活環境と人的な生活環境がある。在宅療養生活支援においては，環境の変化が在宅療養者の症状悪化に影響するため，とりわけ重要な情報である。

1 │ 物理的な生活環境

在宅療養者が暮らす物理的な生活環境はさまざまである。

まず，家の中という身近な生活環境がある。自身の居室がない在宅療養者もおり，家族と共有の生活空間，例えばリビングに常に在宅療養者

の寝床がある家もある。在宅療養者の居室がある場合であっても，日当たり，冷暖房の有無と利用状況，置かれている物の多さ，整理整頓具合など，環境はさまざまである。杖や車いすに対応している広い廊下と引き戸のドア，敷居のないバリアフリーの家もあるが，一般的に日本の家屋は敷居があり段差が多く，廊下も居室も狭い。屋外では道路から玄関にたどり着くまでに石段などがある家もある。

　家に関する物理的な生活環境は，在宅療養者・家族のこれまでの生活，価値観などによりつくられている空間であり，訪問看護師など支援者の価値観で評価するものではない。訪問看護師は，自身の価値観を押し付けるのではなく，在宅療養者が安全に生活できる環境であるか，環境に合わせてどのように生活していきたいのかという視点で情報を収集する。

　さらに，在宅療養者は地域の中で生活しているため，地域もまた物理的な生活環境と捉えられる。市街地に住んでいる在宅療養者であれば，老老介護であっても日々の買い物が徒歩で可能であり，それほど不自由を感じないかもしれない。しかし地方では，徒歩で買い物ができない場合が多い。老老介護で介護者も高齢者である場合，車の免許を返納してしまうと日々の買い物にも困ってしまう。訪問看護師は，在宅療養者が生活している地域のありようが生活の仕方に影響することを理解しているため，生活空間としての地域も重要な情報と捉えて観察する。

2 ｜ 人的な生活環境

⊙── 人的環境としての家族

　「在宅療養者・家族に対する多面的理解」で尾﨑が論じているように（41頁），在宅療養者の人的な生活環境としてまず家族がいる。家族は在宅療養者にとって身近で影響が大きい環境である。在宅療養者と家族

の関係は，これまでの長い生活の中で培われ，その関係によって介護のありように違いが生じる。端的に言えば，家族に大切に介護されている在宅療養者であるか，そうでないかなどである。これまでの家族関係が良好ではなく，在宅療養者によって虐待されていた過去がある家族が介護者になった場合などは，介護に熱心になれないことが多いだろう。筆者の経験では，独身の長男が父親である寝たきり高齢者を介護しており，介護者による虐待が疑われるような家族があった。長男もそのように父親に育てられてきたのかもしれないと思えた関係でもあった。

　人的な生活環境としての家族の情報は重要であるが，訪問看護師には，目の前に映る情報だけで判断しないという冷静さが必要である。在宅療養生活支援では長く在宅療養者・家族に関わるため，家族のこれまでのエピソードに触れる場面も多い。これまでの生活や家族同士の関係性も踏まえながら，包括的に情報収集する姿勢が必要である（46頁）。

◉── 人的環境としてのコミュニティ

　近隣住民などのコミュニティもまた，人的環境である。在宅療養者と近隣住民などとの関係性は，在宅療養生活に大きく影響する。コミュニティの中で孤立すると，生活が決定的に困難になることもあるため，安定した在宅療養生活を送るために，地域住民と良好な関係を保つように心がけている在宅療養者は少なくない。実際に，独居であっても安定した在宅療養生活を送っている場合は，親切な近隣住民が支援している場合が多い。このようなインフォーマルな関係にある人々が，どのように支援に関わっているのかは重要な情報であるため，訪問看護師は意識してコミュニティとの関係や地域の支援者について情報収集し，自らも積極的にそれらの人々と交流している。

⊙── 人的環境としての公的な支援者

そして，人的な生活環境として，訪問看護師，医師，介護職員などの医療や介護を担う支援者がいる。私たち支援者も環境の一つということである。

在宅療養者は，介護保険制度や医療保険制度など在宅療養生活に必要な知識に詳しくない場合が多い。そのため，自分で多くの情報を収集して支援者を選ぶことは少なく，たまたま家の近くにあった事業所や，入院していた病院が紹介してくれた事業所を支援者として選ぶ場合が多いと思われる。その事業所が，在宅療養者の求める生活や人生を送れるように支援するのであれば満足できるだろうが，考え方が合わない可能性もある。

例えば，主治医（在宅医）がどのような価値観や技術で支援しているかによって，在宅療養生活の質が随分異なると筆者は感じることがある。がんの終末期で疼痛のある在宅療養者は，主治医が疼痛緩和に熱心に取り組んでいれば十分な疼痛コントロールを受け最期を過ごすことができるが，治療に対する考え方は医師によって異なる。

訪問看護師についても同じことが言える。支援者となった訪問看護師がどのような看護観を持ち支援しているかにより，在宅療養生活支援は異なる。例えば，在宅療養者が求める生活や人生を把握し，それを踏まえて支援を提供しようと努めている訪問看護師は多いが，自身の価値観に基づき「よかれと思って」支援を押し付けがちになる場合もあるであろう。たとえ訪問看護師が自身の価値観に基づいてどれだけ親切に看護しても，在宅療養者が期待していない看護では「余計なお世話」となり，在宅療養者との関係は深まらず，訪問看護師や訪問看護事業所の変更を申し出られることもある。筆者の知人の訪問看護師は，「これは何とかしたいなと思っても，ご本人がその気になっていない時期はあるので，働きかけるのが早いと感じるときには，気持ちが動くのを待つよう

にしています」とよく話してくれる。在宅療養者の生活や人生を把握し，思いに沿うとはこのようなことであろう。

　また，訪問看護師が生活者としての感覚をどれほど持っているかにより，支援内容が異なることもある。例えば，高齢者夫婦でどちらも認知機能が低下しているが，二人とも要介護認定を受け，看護小規模多機能型居宅介護を利用しながら，自宅を中心になんとか生活している在宅療養者がいた。妻の認知機能低下が強くほぼ寝たきりのため，夫が妻を介護しているということであるが，夫にも認知機能の低下はある。訪問看護師は，朝一番に訪問すると，まず洗濯物を確認し洗濯機を回してから，二人の健康状態の確認を行い，妻の保清をして終了としているが，自分が帰った後で夫が洗濯物をちゃんと干しているか心配になる。そのため午前に予定していた訪問看護が全て終了し事業所に帰る途中で，その高齢夫婦のお宅に行き，洗濯物が干されていないときには干していき，午後訪問する介護職員が取り込んでいくそうである。

　このような支援は，豊かな生活感をもって在宅療養者の生活を想像しないと実施できない。「洗濯機を回したり洗濯物を干したりすることが看護師の役割か」と問われるかもしれないが，在宅療養生活を継続する上で，在宅療養者にとって大切な支援である。場合によってはそのような支援を行わなければならないときもある。訪問看護師は，生活全体が健康的に運営されるようになることを支援する支援者である。

③ 生活環境に関する情報収集と支援を可視化する

　在宅療養生活支援は，人々が築いてきた生活の場である「自宅」における看護であり，それこそが在宅療養生活支援の大きな特徴の1つである。

　在宅療養生活支援の対象は「在宅療養者を含む家族」という前提があるが，今回は在宅療養生活の環境と支援を可視化するため，家族も環境

の一部として捉え，今後さらに増加が予測される高齢単身者をモデルに
考えていく。

1 │ 生活条件を整備するために必要な情報とは何か

　在宅療養生活支援は，生活の中での看護である。訪問看護師は在宅療
養生活の質の維持・向上を目指して看護しており，治療が目的となる病
院での看護とは異なる。自宅で暮らす在宅療養者は，医療・看護の条件
が整備されさえすれば，それだけで生活していけるわけではなく，食事
の準備やゴミ出しなど，医療以外の条件が整っている必要がある。した
がって，在宅療養生活支援には，全ての生活条件をそれなりに整備する
という支援も含まれている。

　筆者が行った独居高齢者の在宅療養生活支援についての研究[1)]では，
在宅療養生活を継続するために必要な要素として，17の要素が抽出さ
れた（表）。

　本項ではこのうち，訪問看護師が主として支援を行っていた8の要
素（表内［1］［2］［3］［5］［6］［7］［8］［12］の★）を取り上げ，生活の場におい
て，訪問看護師が何を考えて情報収集し，在宅療養生活支援に活かして
いるのかを考察する。

◉── ［1］健康悪化時支援を求めること

　在宅療養生活では，安否の把握（安否確認）が重要である。在宅療養
者の健康課題を発生させたり悪化させたりする生活環境について情報収
集し，アセスメントすることで，訪問看護師は安否確認のニーズを見極
め，リスク予防や支援者への通報の方法を支援している。

　病状悪化に対応するため常に予測的な支援を行っているが，突発的に
起こる健康課題もある。例えば，転倒しやすい在宅療養者への対応であ

表｜在宅療養生活を継続するために必要な17の要素

要素	在宅療養者の要素	支援者の要素（支援）
[1] 健康悪化時 支援を求めること	●緊急時に支援が得られるように、支援者の連絡先を携帯電話に入れて準備している ●狭心症の症状が出現してから、家の鍵を支援者に預かってもらっている ●何かあったら娘に連絡して、来てもらう	●何が転倒のリスクになるかなど、生活の様子から予測し安否確認している★看 ●雨戸の開閉を忘れることもあり、気になるので頻回に訪問する近 ●家の外に関係者だけが知っている暗証番号の鍵ボックスがあり家の鍵が入っているので、何かあったときには入って確認という気持ちでいるが、今のところ大丈夫ケ ●毎日誰かが訪問するように支援を調整しているケ
[2] 病状の安定維持	●長期透析をしている在宅療養者が、風邪をきっかけに移動が困難になったと伝え支援を求める ●介護タクシーを利用し一人で受診している ●膝関節症があるため数年間外出したことがないなど、症状に生活を合わせている	●長期透析している在宅療養者では、血行障害からの褥瘡のリスクを踏まえて全身の観察をする★看 ●受診時に医師とのコミュニケーションが困難と思われる在宅療養者では、タイミングを合わせて医師と情報交換できるようにする看 ●視力障害のある糖尿病の在宅療養者では、インスリンの単位数を耳で確認できるよう指導する看
[3] 精神的な 安定の維持	●夜、犬が仰向けに寝そべっている姿を何回も見て自分も安心できる。生き物が一緒にいることが安心につながっている ●訪問看護師に死について語ることで、気掛かりなことを表現し、気持ちを落ち着かせている★ ●長年一緒にいる人形に名前をつけて、人形に話をしている	●がんの再発など、襲ってくる不安を傾聴し、マッサージなどの援助をしながら気持ちを理解するよう努める★看 ●いつも一人なので、援助をしながら話し掛けるように心がける介 ●一人でいると不安になりやすく、支援者と話をしているうちに落ち着くと分かっているケ
[4] 栄養状態の維持	●介護職員の支援時間にも限りがあるので、総菜を買ってきてもらうこともある ●かぼちゃは固いので介護職員に切ってもらって自分で調理するなど、必要なところは支援を得ながら食事の準備をしている ●自分が食べたいものを介護職員に指示しながら一緒に作って食べる	●日曜日以外は毎日買い物と調理の支援をしている介 ●介護職員が作った食事も気にいらないと食べない、好き嫌いが激しく食事は偏りがちであるなど、食生活を確認している看 ●近所の友人は食事をたくさん作ると持ってきてくれて一緒に食べることがある（不定期な食事の差し入れがある）近

看…訪問看護師　介…介護職員　ケ…ケアマネジャー　家…別居家族　近…近隣住民

（つづく）

表 | 在宅療養生活を継続するために必要な17の要素（つづき）

要素	在宅療養者の要素	支援者の要素（支援）
[5] 夜間睡眠の確保	●夕方になると胸が苦しくなると不安を表現し，支援を求める（娘の家にいるときには症状は出現しない） ●夜間頻尿なので熟睡できないと訴える ●残薬が増えていているが，睡眠導入剤はしっかり飲んでいる	●夜間，人工肛門から便が漏れることがあったので，パッドを当てるようにアドバイスすると共に，夜間の緊急連絡に対応する★看 ●精神科にも通い，睡眠導入剤，精神安定剤をもらっていることを把握しているケ ●夜間，「困ることはないか」を意識して聞いている看
[6] ADL低下への対応	●「歩けなくなっては困ると自分でやるように頑張っているが，痛みが増強しているから徐々に動けなくなっている」と支援者に伝える ●パーキンソン病の症状が出ているが，動かないと自分自身がダメになると思い動いている ●視力障害があるが，銀行とスーパーは一人で行くようにしている	●薬が切れると体の向きも変えられないので支援を検討する★看 ●一日中座っているだけではダメになるという焦りがあることが分かるので，自立していたい気持ちを尊重し見守る★看 ●ベッド柵を乗り越える元気はないと分かっているが，一人のときはベッドの高さを低くしておく看
[7] 認知機能低下への対応	●自分でも物忘れがひどくなったと表現する ●今できることは自分でやるようにする★ ●支援者に1日のスケジュールを聞いて覚えるようにしている	●援助を通して，認知機能の低下が進んでいることを把握している介 ●認知機能低下があるので，定期訪問であっても必ず電話をしてから訪問する★看 ●頭の体操になるようなリハビリを促す看
[8] 独居継続の判断	●倒れても介護職員の訪問まで動けないという経験をして，施設入所も考えるようになる★ ●医師に「もう一人暮らしは無理だよ」と言われ，施設に入所しようと気持ちが変わる ●夜もレースのカーテンをしているだけで，部屋の中が暗くならないようにして，一人のさみしさに対応している	●ADLが低下し施設入所を勧められたが，まだ施設には入りたくないという気持ちが分かる看 ●独居で視力障害もあるので，今後症状の進行により施設への入所も考えなければならないケ ●緊急訪問サービスの利用が増えて金銭的負担もかなり大きくなってきたことが，施設入所しなければと思うきっかけになったと把握している★看

看…訪問看護師 　介…介護職員 　ケ…ケアマネジャー 　家…別居家族 　近…近隣住民

（つづく）

要素	在宅療養者の要素	支援者の要素（支援）
[9] 社会関係の維持	●息子の暴力がひどいときには，長い付き合いの近所の友人宅に泊まる ●団地の上の階の人とは親しくしており，夫婦で訪問してくれる ●支援をしてくれる隣人へは，介護職員に頼んでデパートでお礼の品を購入し，ときどき渡している	●明るい性格で友人もいて電話もできると，友人関係を確認している看 ●5年前までは友人が旅行に連れて行ってくれたが，病気が進行し友人との関係も疎遠になってきたことを知っているケ ●郵便物が届いたときには連絡があるので，内容を確認して仕分けしアドバイスする近
[10] 別居家族との関係維持	●一人娘が遠方に嫁いだが，夫婦で大切にしてくれる。一緒に住もうと声を掛けてくれる ●子どもはいるのに縁が離れていると支援者に訴える（子どもとの関わりがない） ●息子は受診に付き添うが，タクシー代は在宅療養者が自分で払う	●別居家族（子ども）に依頼したいことがあるが県外居住でもあり連絡が取りにくいケ ●緊急時には近所に住む弟夫婦に連絡するケ ●「別居の娘がいるが，母親らしいことをしてこなかったので頼ることはできない」という発言から子どもとの関係を把握しているケ
[11] 生活基盤 （生計など）の維持	●通帳と実印を近隣住民（後見人）に預けてお金の管理を依頼し，小銭で1万円ずつもらって使う ●友人に年金を下ろしてもらうなど，お金の管理を依頼している	●本人の調子が悪いので弟の葬式は町内会の人に出してもらいたいと依頼され，協力してお葬式をした近 ●近隣住民（後見人）が，通帳と実印を預かりお金を管理し，小銭で1万円ずつ渡している近 ●経済的負担を考慮し，介護保険で使える範囲でサービスが入れられるように訪問看護の回数を減らす看 ●介護保険の限度を超えると自己負担が1カ月8～9万円になってしまい，年金は11万円くらいなので，生活はぎりぎりであると経済状況を把握しているケ

看…訪問看護師　介…介護職員　ケ…ケアマネジャー　家…別居家族　近…近隣住民

（つづき）

要素	在宅療養者の要素	支援者の要素（支援）
[12] 身体の清潔維持	● 1週間に1回，デイサービスのときにお風呂に入れてもらう。今は冬であまり汗をかかないので1回でもいいかなと思う ● 一人で入浴していたが，滑って骨折してからは，訪問看護師が来たときに入っている ● 目が不自由なので爪切りができないから介護職員に爪切りをしてもらう	● 骨折する前までは，シャワー浴で手が届かない足を洗うときだけ介助していたが，今は入浴もしくはシャワー浴の介助をしている看 ● 体が痛くて手も拘縮が進んでいるため，在宅療養者が自分では難しい足の爪切りをする★看 ● 爪切りの援助をする介
[13] 身だしなみの維持	● 腰と足が曲がらないので，ベッドの上に洗濯物を置いて一生懸命頑張って自分で畳む ● 介護職員が来たときには，「ああ嬉しい，これ（洗濯物を）畳んでちょうだい」と言って頼んでいる ● 衣類も自分で何を着たらいいか分からないので，探してもらって着ている	● 介護職員が洗濯物を干して取り込んで，畳んでいるが，調子がよいと自分でやっている介 ● 天気のよい日は洗濯物を外に出し，帰るときに取り入れる介 ● 季節に合わせて布団や洋服を替え，衣替えの手伝いをする近
[14] 生活用品の調達	● 買う物を書き出し，介護職員に買い物を依頼するが，自転車ではスーパーの往復に時間がかかるらしく，1時間半の訪問介護が買い物だけで終わってしまうこともある ● キャットフードや洗剤もお願いしている ● 近隣にある昔からの馴染みの商店だけは車いすを押してもらい介護職員と一緒に買いに行く	● 依頼され，生活用品の買い物をする介 ● 娘が1週間に3回電車で来て，日用品の買い物をしてくれる家 ● 何を買ってくればよいか，なるべく具体的に聞いて，希望の物を買ってくるようにしている介

看…訪問看護師　介…介護職員　ケ…ケアマネジャー　家…別居家族　近…近隣住民

（つづく）

要素	在宅療養者の要素	支援者の要素（支援）
[15] 生活環境の維持	●風呂釜洗浄剤を使って掃除してもらうように介護職員に依頼したが，忘れられているので出してある ●ごみは勝手口から外に出しておくと近所の人が一緒に捨ててくれるが，申し訳ないので10日に1回くらいにして，雨の日は大変だから天気のよい日にしている ●庭の草取りを近所の人に頼む。気になると放っておけない	●介護職員は日曜日以外は毎日入っていて部屋の掃除をする 介 ●週2回の燃えるごみ出しは，介護職員に前日のケアのときにまとめてもらい，朝7時に自分の家のごみと一緒に出す。ごみ出しは1つも2つも同じ 近 ●几帳面で入浴介助の後に浴槽に水滴が残っていることを嫌うため浴槽を拭いている 看
[16] 外出すること	●支援してくれる近隣住民の家の前で「今日は何時頃（夫が入院している）病院に連れて行ってくれるの」とずっと待っている（結局どうしようもなくて介護職員が連れて行くと，夫の顔を見ればあっさり帰る） ●たまには外出した方がいいので，親戚の人に頼んで外出する。親戚の人も日を調整して来てくれて，気分転換にもよいという ●今の楽しみはない。今は友人とも電話で話をするくらい。外にも一人で出なくなり，もう1年以上一人では外に出ていない	●夫が高齢者専用賃貸住宅に入居していたときには送り迎えをしたり，病院に入院していたときには病院に連れて行ったりした 近 ●買い物はすごく好きだが，車いすで入れないので結局介護職員に依頼している。自分で買い物に行きたい日があるが，どこも狭いからと閉じこもり傾向で生活範囲が広がらない 介 ●休みの日の透析や透析以外の受診のときには介護タクシーを使う 介
[17] 生活を楽しむこと	●デイサービスに行って皆さんとお話をするのが楽しみ ●リハビリテーションのために病院を受診しているが，病院の売店に寄るのがすごく楽しみで，自分にとって必要で大事 ●洋画がすごく好きで，長男が大きい画面のテレビを買ってくれて，ベッドから画面がよく見えるようにしてくれたので，こうしてベッドで寝ながらよく洋画を見ている	●デイサービスも週に2回楽しみにしていることを把握している ケ ●趣味で習字を習っていて，「習字の先生のところに行き，習字の仲間と帰りにラーメン食べて来たよ」と話すなど，趣味の活動の友達も結構いて，わりと社交的 近 ●今は買い物に行ったり，その辺で簡単な催し物があったりすると，「ちょっと行ってみる?」と言って，気分転換のために連れて行く 家

看 …訪問看護師　介 …介護職員　ケ …ケアマネジャー　家 …別居家族　近 …近隣住民

〔蒔田寛子：保健医療福祉領域における高齢者の独居療養生活支援システムに関する研究，聖隷クリストファー大学大学院博士後期課程保健科学研究科，2012より〕

る。訪問看護師は，生活の中で何が転倒につながるのか，また転倒した際，支援者にすぐに連絡が取れるかを確認していた（**表内 [1] ★**）。そして，在宅療養者が玄関の鍵を開閉する際に転倒しやすいと分かれば，住居のその部分の環境改善をしたり，転倒した際の備えとして，在宅療養者の携帯電話に支援者の番号を登録した上で，常時携帯できるように支援したりしていた。

◉── [2] 病状の安定維持

　病状の安定が生活の安定につながるため，訪問看護師は，在宅療養者が病状を自己管理できるように支援している。何らかの病気を持つ在宅療養者は，気温変動や食事など，ほんの少しの環境や生活の変化によって，病状が悪化することがある。そのため，訪問看護師は在宅療養者の病状と生活環境に関する情報を収集してアセスメントし，病状悪化を予測し支援している。

　例えば長期にわたり人工透析を受けている在宅療養者に対しては，訪問看護師は血行障害から褥瘡が起こるリスクを踏まえ，全身の観察を意図的に行っていた（**表内 [2] ★**）。また，訪問看護師自身も詳細な観察を行うが，病状悪化の徴候となる症状を在宅療養者とほかの支援者にも伝え，早期発見できるようにしていた。

◉── [3] 精神的な安定の維持

　人間は，加齢とともに否が応でも老いを自覚し，死を意識するようになるが，在宅療養生活では，症状の変化を繰り返し経験することで，なおさら死が身近に感じられることであろう。漠然とした不安を抱きながら一人で過ごすことに，心細い思いをしている在宅療養者は少なくない。

　本研究によると[1)]，在宅療養者は，訪問看護師に死について語ること

で，気がかりなことを表現し，気持ちを落ち着かせていた（**表内** [3]
★）。一方，訪問看護師もマッサージなどの援助をしながら，がんの再
発など，襲ってくる不安を傾聴し，在宅療養者の気持ちを理解するよう
努めていた（**表内** [3] ★）。このような情報収集ができるのは，訪問看
護師と在宅療養者の関係が良好だからである。訪問看護師は，謙虚さ・
誠実さをもって的確な支援をしているからこそ，在宅療養者からの信頼
を得，精神的な安定の維持につながるような支援を行うことができる。

⊙──[5] 夜間睡眠の確保

　寝つきが悪く，睡眠導入剤を内服している在宅療養者は多く，さらに
夜間は支援につながりにくいため，不安を訴える人が多くなる。そのた
め，訪問看護師は夜間の睡眠状態を丁寧に確認し，睡眠導入剤の自己管
理への支援を行い，不安が増強する時間帯もいつでも連絡可能な体制を
とり夜間の緊急連絡にも対応している。

　夜間，人工肛門から便が漏れることがあり不安が大きかった在宅療養
者に対して，訪問看護師はパッドを当てるようにアドバイスすると共
に，夜間の緊急連絡に対応していた（**表内** [5] ★）。訪問看護師は，夜
間等の支援につながりにくい時間帯にこそ在宅療養者の不安が増強する
と分かっているので，いつでも緊急連絡を受けることを伝え，安心感を
持ってもらうことを大切にしていた。

⊙──[6] ADL 低下への対応

　在宅療養者にとっては，安静がむしろ ADL 低下につながり，ADL
の低下は QOL の低下にもつながる可能性が高くなる。

　本研究では[1]，在宅療養者自身も「安静臥床は筋力低下につながり歩
行が困難になると困る」と思い，可能な限り自分でできることは自分で

やることを心掛けていた。訪問看護師は，在宅療養者の転倒の可能性に配慮しつつも，人の手を借りずに頑張ろうとする気持ちを尊重し見守っていた（表内［6］★）。また，徐々にADLが低下していく在宅療養者が多いので，症状と治療，ADLの様子を統合して，援助の調整もしている。自分では「何も変わっていない」と話してくれた在宅療養者がいたが，薬が切れるとしびれがひどくて体の向きも変えられないことを訪問看護師は把握し，夜間対応の介護支援を依頼することを提案していた（同★）。

⊙──［7］認知機能低下への対応

　在宅療養者は，自分でも物忘れがひどくなったことを表現し，認知機能が低下しないように，できることは自分でやるようにしていた（表内［7］★）。訪問看護師は，認知機能低下のある高齢者支援では，定期訪問であっても必ず電話をしてから訪問するなどの配慮をしていた（同★）。これは訪問看護師が，これまでの在宅療養生活支援の経験などから，適切な対応をすれば周辺症状が出ることなく穏やかに生活できると知っているためである。訪問看護師は，認知症の病態を踏まえ，ほかの支援者に関わり方への配慮を伝えるとともに，自らも対象に合わせた支援を心がけていた。

　ちなみに認知機能の低下のみでケアプランに訪問看護サービスが入ることは少ないが，認知症を持つ高齢者は，早期からの適切な治療と関わり方により進行を遅らせることができる。症状発現早期から訪問看護サービスを導入することの効果を理解し，ケアプランに入れるケアマネジャーが増えることが強く期待される。

⊙── [8] 独居継続の判断

住み慣れた自宅での生活を最期まで続けることが一番の希望であって
も，独居の在宅療養者では，一人で自宅で過ごすことのリスクとベネ
フィットを検討する時期がある。

夜間に転倒し，介護職員が訪問するまで動くことができなかった経験
をして，施設入所を考えるようになった高齢者がいた（表内[8]★）。
訪問看護師は，訪問看護事業所への緊急連絡が多くなり，サービス利用
にかかる金銭的な負担がかなり大きくなったことが，施設入所を考える
きっかけになったことを把握し，支援していた（同★）。在宅療養生活
の継続は本人の希望であり，できるだけ安定した在宅療養生活の継続が
看護目標でもあるが，リスクもある。訪問看護師はリスクとベネフィッ
トを踏まえ，柔軟に考え支援している。

⊙── [12] 身体の清潔維持

身体の清潔維持は，人間にとって快適に生活するために大切なことで
ある。訪問看護師は，生活の快適さだけでなく清潔援助を「全身の観察
と治療の機会」として捉えている。皮膚が弱く感染を起こしやすい在宅
療養者では，天候や生活環境などの影響を容易に受けるため，詳細に全
身の観察を行い，病状を踏まえて，「治療として」入浴，シャワー浴，
更衣などの清潔援助をしている。

長期に透析治療をしている在宅療養者では，症状が進み，身体の疼痛
が強く，手の拘縮が進み，腹部膨満があるので，自分では足の爪切りが
難しくなったため，訪問看護師が援助していた（表内[12]★）。清潔援
助も，対象に合わせて多目的に実施している。

在宅療養生活を継続するために必要な支援の17要素には，介護職員

や近隣住民が主に担っているものもある。「[14]生活用品の調達」では，在宅療養者が自分でできない生活用品の買い物は介護職員に依頼し，生活に困らないようにしていた。また，「[15]生活環境の維持」については，日々のごみ出しを近隣住民が支援していた。

このように訪問看護師は，在宅療養生活全体に主に関わっているわけではないが，どの要素についても意識して観察しており，生活全体を見守っている。

2 | 生活環境に関する情報に基づいた 在宅療養生活支援の特徴

◉──「在宅療養者の時間軸に沿うこと」を前提とする

生活には時間軸がある。治療を目的としている病院内の看護では，病院滞在中のタスクを時間軸で表すパスなどのように，治療過程が中心である。一方，在宅療養生活支援では，在宅療養者の自宅で安定した生活を継続することを目標としており，在宅療養者の時間軸はその人の人生全体であり，過去・現在・未来と続いている。

在宅療養者は何らかの健康課題を抱えているため，少しの環境の変化でも病状の悪化などを起こし，多くは今以上に回復することがなかなか期待できない。また，訪問看護を利用する人の多くは自宅での死を希望しており，訪問看護師は最期に関わることになる。したがって，看護の目標は，現状維持，もしくは徐々に病状が進んだとしても安定した在宅療養生活が継続できることである。そこでは，「現在」を在宅療養生活の通過点として捉え，これまでの在宅療養者の病状悪化など「過去」に起こったことも踏まえ，「今後」起こり得ることを予測し支援している。

また，支援ニーズの変化により，訪問看護師の役割も柔軟に変化する。在宅療養者には，大きく分けて「健康課題」と「生活課題」があり，

状況に応じて重要性や比重が変化する。入院などが必要となるような「健康課題」が大きい時期もあれば，どちらも同じような時期，あるいは病状は安定しているものの「生活課題」が大きい時期がある。そうして生命力の消耗が徐々に進み，終末に向かう時期を迎える。このように変化する「在宅療養者のニーズ」の時間軸に合わせて，在宅療養生活支援のあり方も変化する。

　今後起こると予測されることを「潜在的ニーズ」，現在表れていることを「顕在的ニーズ」と表現することもできる。それぞれのニーズについて，訪問看護師は，知識，経験，間柄（関係性），在宅療養者からの依頼に基づきアセスメントして援助している。例えば，糖尿病が悪化してきた在宅療養者では，本人としては無症状でニーズは潜在的であっても，感染予防の必要性が高まったことから，訪問看護師はフットケアを丁寧にしていた。これは病気の知識に基づき，潜在的ニーズに対して援助をしていると考えられる。

⊙── 地域社会（コミュニティ）という環境の中で支援する

　在宅療養者は地域社会のシステムの一部分であり，訪問看護師の在宅療養生活支援もそれを前提として行われる。

　前述の糖尿病を持つ在宅療養者を例にすると，病状の安定には内服治療の継続が必要であるが，在宅療養者の中には自ら医療機関に行って薬をもらってくることができない人もいる。そのような人の中には，親しくしている近隣住民が，代理で医療機関に取りに行っているケースがあった。これは在宅療養者の顕在的ニーズに対して，親しい間柄に基づき近隣住民が援助しているものである。

　このように，在宅療養生活を継続するためには，「社会関係の維持」が重要な要素となる。手紙を書けない在宅療養者が，友人との関係を維持するために支援者に代筆してもらい手紙を出していたり，いつもお世

話になっている近隣住民にときどきお礼の品を渡したりと，自ら社会関係を維持できるように心掛けている在宅療養者もいた。

　コミュニティの中で生活する在宅療養者にとって，社会とのつながりを保つことは重要であると訪問看護師もよく分かっている。そのため，支援してくれる地域住民や民生委員の情報を把握し，訪問看護師自身もそれらの住民などとよい関係を築くことについてアセスメントしている。

　近年，高齢者の一人暮らし，高齢夫婦の二人暮らしが増えている。病気やそれによる何らかの障害が生じれば，単独での在宅療養生活の継続は難しく，外部からの支援が必要になる。介護保険など公的なサービスも介入するが，例えば日々のごみ出しのような日常的な支援や，心のよりどころになるような精神的支援などは，公的サービスだけでは担いきれない。介護殺人などの痛ましい事件がしばしば起こるが，それも家族が介護を抱え込み，社会との交流が断たれていることが原因の一つとしてあると筆者は考える。訪問看護師は，在宅療養者や家族がコミュニティの中で生活を継続できるように，地域住民との関わりやソーシャルキャピタルを把握し，地域社会との関係性をアセスメントして強化する支援も必要である。

　地域包括ケアシステムは，効果的な多職種連携とソーシャルキャピタルを活用した支援システムであり，コミュニティの中での支援のあり方をシステムとして確立する取り組みである。訪問看護師は，これまでも在宅療養者が地域社会の中で孤立しないように，コミュニティの中での看護を基本にしてきた。だからこそ，地域包括ケアシステム推進の要としての役割が期待されているのである。

⊙──人的環境でもある支援者による多職種連携と多施設連携

　在宅療養生活を支えるために，在宅療養者には多くの専門職が関わっている。訪問看護師，訪問診療医（主治医），訪問療法士などの医療者，

介護職員，介護福祉士，社会福祉士といった介護福祉職などである。これらの専門職は，それぞれの役割や専門領域，所属組織だけでなく，学問背景も異なる。

　在宅療養者は前述のように一人一人が異なる状況に置かれており，安定と不安定を繰り返す健康状態にある。そのため，生活状況や健康状態などに変化があれば，それぞれの職種の専門性を活かして支援体制を変更していく。専門職同士だけでなく，医療施設，福祉施設，介護施設など，複数の施設が柔軟に連携していくためのアセスメントもある。さらに介護保険制度では，さまざまな保有資格の背景を持つケアマネジャーがサービスの調整を行っていることが特徴である。

　学問の背景が異なる専門職同士の連携では，職業観から対象の理解の仕方，支援の考え方などにも違いがあり，お互いを分かり合うことは困難な場合がある。そのような中で訪問看護師は，在宅療養者や家族だけでなく，保健・福祉のどの専門職からも身近な医療者であることが多い。

　そのため訪問看護師は，医療に関する助言や調整役割を行うことが多い。筆者の研究によると[10]，在宅療養者の日常生活の多くを支える介護職員は，特に医療に関する内容を訪問看護師に相談していた。ケアマネジャーも訪問看護師に助言を求めることが多かった。また訪問看護師は，地域の支援者も含め，それぞれの支援者が担うことのできる役割を見極めて連携していた。医師などの医療者へは報告・相談し，医療者以外の支援者には病状を踏まえて助言し，支援を分担していた。訪問看護師のみで在宅療養生活全体を支えることはできないため，ほかの支援者に委ねる内容は委ね，在宅療養者を中心に連携していた。

　また多職種連携においては，法律や制度の改正を受け，訪問看護師の役割が変化することもある。例えば，介護職員などによる喀痰吸引等（痰の吸引・経管栄養）制度である。社会福祉士及び介護福祉士法の一部改正により，2012 年 4 月 1 日から，一定の研修を受けた介護職員等

は，一定の条件の下で，医療行為である喀痰吸引等の行為を実施できるようになった[11]。本制度は，医療行為を医療者ではない者が実施するという画期的なものであり，看護と介護が連携する必要性を増加させ，訪問看護師が担う役割にも変化をもたらした。

在宅療養者の支援ニーズは多種多様であるが，多職種・多施設が有機的に連携することで，少ない人的資源でも互いの専門性を活かし，臨機応変に支援を変えていくことができる。そして，連携が強化されることにより，在宅療養生活の安定につながる。

⊙── 在宅療養生活支援に求められる高い自律性と判断力

在宅療養生活支援に高い自律性が求められる理由について，まず整理する。訪問看護師は，近くにほかの医療者がいない中で，多くの場面，原則一人で判断し，行動しなければならない。一週間に数回のみの訪問も多く，次の訪問まで間隔があるため，短時間での的確な観察と判断が求められる。判断が的確であれば，症状変化へ早めに対処でき，在宅療養生活を継続できるが，判断を誤ることで症状は悪化し，入院治療が必要になることもあるだろう。また入院治療は，高齢の在宅療養者にとってはADLの低下や認知機能の低下につながるリスクが高くなる。訪問看護師には，的確な看護判断能力が求められる。

在宅療養生活支援は生活の中の看護であり，治療が優先ではない。看護師の業務である「診療の補助」は，在宅療養生活継続の前提として実施され，「療養上の世話」も対象の生活に合わせて柔軟に実施されている。柔軟に対応しなくてはならないからこそ，訪問看護師には自律性が求められる。自律し，看護師の専門性を明確にすることにより，多職種・多施設との連携や協働が可能になる。

そして在宅療養生活支援では，診療の補助行為においても，高い自律性が求められている。2015年より，在宅医療などの推進を図るため，

今後の医療などを支えていく看護師を計画的に養成していくことを目的に[12]，特定行為研修制度が制定された[13]（11頁）。2023年3月時点で，特定行為研修を修了した看護師は6,875名である[14]。そして，この研修制度を修了した訪問看護師がいることが，安定した在宅療養生活の継続，医師との連携強化，看護の質向上につながっていると報告されている[15]。一人で訪問し，判断しなければならないからこそ，研修により高度かつ専門的な知識を身につけた訪問看護師による，対象の状態を見極めたタイムリーな対応が重要である。

　今後，医療処置が必要な在宅療養者がますます増加すると予測されている。高い知識・技術を身につけた訪問看護師が充実すれば，より多くの人々が安定した在宅療養生活を送ることができるであろう。

3　収集した情報のアセスメント

中野康子，蒔田寛子

　本項では，①アセスメントにおける優先課題，②目標に関するアセスメント，③〈支援〉〈支援内容〉に関するアセスメントについて述べる。

① アセスメントにおける優先課題 | 中野康子

　筆者らが，訪問看護経験5年以上の認定看護師や専門看護師18名の協力を得て行った研究[16-18]をもとに，訪問看護における情報の特徴を考え，訪問看護師が何を優先してアセスメントしているかを説明する。

1 | 看護提供の場にみる情報の特徴を考える

　看護師による情報収集は，看護提供の場により特徴が異なる。医療施設では，24時間，医師が医学的管理を行っており，いつでも医学的資料や医師の診断・診療方針を得ることができ，同時に看護師自身が直接療養者の状態を観察し，医師と情報共有を行って，医学的判断を得ることができる。

　一方，訪問看護では，在宅療養者は自宅におり，在宅療養者と看護師，医師の三者間には物理的な距離がある。また，在宅療養者自身や家族介護者（以下，介護者）から伝えられる情報は，客観性や的確性，正確性に不足がある場合が多い。しかし，訪問看護師は医師よりも早く，平時からの逸脱に関する情報を入手する場合も多く，その場合は医師による医学的判断を得られぬまま，訪問看護師単独によるアセスメントによって行動することになる。そのような場合の判断は生命の危険性や健康問題，生活の質に大きな影響を与える可能性が高い。ここに，訪問看護師のアセスメントの難しさと重要性がある。

2 | 通報情報に対してアセスメントする

　筆者らの研究では，訪問看護師のアセスメントの特徴を可視化するために，場面などの設定を統一して，回答内容を揃えるように工夫した。介護者の通報情報が不足している状態であるよう，通報者を高齢介護者とし，かつ訪問看護師が通報情報を直接確認しにくい電話通報とし，場面は，多くの訪問看護師が対応した経験を持つ内容とした「80歳の妻が，一昨日から食事がうまく取れておらず，水分摂取していない。体温が38℃に上昇し，うとうとしているので，（定時以外に）訪問してほしい」という電話を受けたと設定して，研究協力者にアセスメント過程を答えてもらった。すると，18名の訪問看護師は，全員が，第一に生

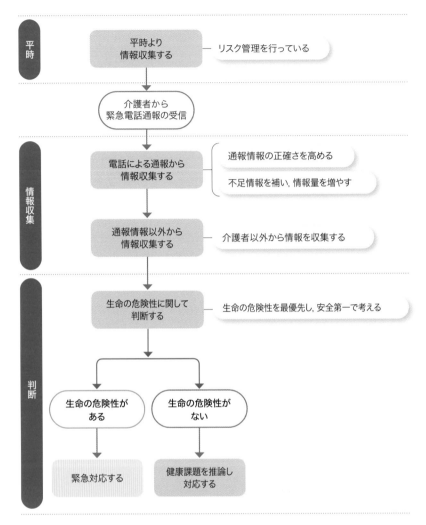

平時

平時より
情報収集する ── リスク管理を行っている

介護者から
緊急電話通報の受信

情報収集

電話による通報から
情報収集する ── 通報情報の正確さを高める
　　　　　　　　　不足情報を補い, 情報量を増やす

通報情報以外から
情報収集する ── 介護者以外から情報を収集する

判断

生命の危険性に関して
判断する ── 生命の危険性を最優先し, 安全第一で考える

生命の危険性が
ある

生命の危険性が
ない

緊急対応する

健康課題を推論し
対応する

図 | 電話受信時における訪問看護師のアセスメント

命の危険性を判断すると回答し, 図のようにまとめられた。

3 | 平時の情報から基準状態を把握している

　訪問看護師は, 訪問開始時より, 健康状態を観察し, その後の健康状

態を評価するための基準状態を把握していた。同時に，療養生活環境（エアコンがあるか，使用しているかなど）や生活史・信条（食事は１日２回，食事時以外は水分を摂らない）などについても把握し，療養生活に対する希望（最期まで自宅にいたいなど）を理解するとともに，健康リスクの管理を行うとしていた。特に高齢者が介護者である場合は，介護者の体調不良などにより，注意力が低下し，在宅療養者の変化を見過ごすなど介護力が変化することを指摘し，介護者の健康状態も環境としても重要視していた。

4 ｜ 仮説を立てアセスメントする

　訪問看護師は，電話で緊急通報を受けると，早期に仮説を立てている。① 在宅療養者に生命の危険が迫っているのではないか，② 在宅療養者の健康状態は基準状態を逸脱しているが，生命の危険性は少ないのではないか，③ 在宅療養者の健康状態は基準状態からの逸脱はないが介護者に何か変化があるのではないかの３つである。このとき訪問看護師は，介護者が落ち着けるように声掛けをしつつ，情報を得ている。

　① では，訪問看護師の多くが，介護者自身の通報時の状態も重要な情報として用いている。研究協力者には介護者の声や気持ちを伝える資料を提示していないが，訪問看護師は「介護者の声がいつもと違って上ずっている」「いつも落ち着いている介護者が混乱し，あわてている」など介護者の状態を想定して緊急性を推測していた。また客観的な情報を得るために，意識状態，呼吸状態，循環の状態について介護者に確認をする際は，平時と比較して考えられるような問いかけをしていた。そして「いつもは応答がしっかりしているのに，今は名前を呼んでも，目も開けず，応答がない」など基準状態と比較できる回答を得て，評価している。また呼吸状態については，介護者に「在宅療養者が呼吸をするときに，胸が動きますか」「在宅療養者が呼吸するときに，"はい"と言っ

てください」のように呼びかけ，観察結果を具体的に伝えてもらう工夫
をしている。循環状態については，脈拍や血圧などの情報を得たいと考
えたものの，介護者が落ち着いていない場合には正確な情報を得ること
は難しい。嘔吐や麻痺などの症状は具体的に情報収集し評価している。
研究協力者の訪問看護師は，全員がこの項目をアセスメントしてから，
②③項目に思考を移していた。

　②は，訪問看護師は介護者の様子や得られた情報から著しい異変を
感じられない場合であるが，「24時間一緒にいる介護者が『何かおかし
い，いつもと違う』という場合は，何か異変があるに違いない」「定時以
外の訪問には経済的負担が増えることを知りつつ，依頼してくるので，
介護者だけでは対応に困るような，心配な事態が起こっているのだろ
う」と受け止めている。そして，在宅療養者の病歴をたどり，例えば脳
梗塞の既往があるので再梗塞状態ではないかなどと，現在の状態を推論
し，アセスメントを進めている。情報としては，在宅療養者の健康状態
以外に，生活上の変化（イベントがあり，興奮し疲労がみられた，ベッ
ドで過ごす時間が長くなったなど）や環境整備状態（暑くてもエアコン
をつけていないなど），地域情報（熱帯夜が続いている，熱中症者が多
発しているなど）があり，情報源には医師や他職種職員など支援チーム
員，マスコミを用いている。

　③では，在宅療養者には平時の基準状態からの逸脱が極めて少ない
と判断した場合である。介護者が「親族が亡くなったことを知り，療養
者の状態が心配になった」など，動揺した場合では，療養者に異変があ
ると思い込んでしまう場合もある。

　これら3項目の仮説は訪問看護師が早期に「在宅療養者の健康状態に
ついて見当をつける」ために行っているアセスメントともいえる。

5 | リスク管理をする

　それぞれの訪問看護師は担当する在宅療養者のリスクを推測し，問題発生を回避する支援を行っている。訪問開始と同時に，健康状態の「平時の基準状態」を把握して平時からの逸脱を発見しやすいようにしている。訪問看護事業所では，担当訪問看護師が不在時であっても，介護者からの通報に備えているところもある。例えば，受話器の近くに「緊急時リスク対応一覧表」を置いている事業所もある。これには，在宅療養者の健康に関する項目と同時に，医師などの緊急連絡先や対応方針（医師から，脱水状態が疑われる場合には補液を行う指示が出ており，薬液など物品は療養者宅に保管してあるなど），介護者について（いつも落ち着いて対応できるなど），療養環境（発熱すると冷やさないように掛布団を増やす習慣がある，クーラーの風は体によくないからとエアコンを使用しないなど）などについても記載してある。

6 | 訪問看護師が最優先するアセスメント課題は生命の危険性の有無である

　訪問看護師は生命の危険性の判断を最優先し，安全第一で考えることを重視している。訪問看護事業所の管理者である研究協力者は，次のようなエピソードを語った。「所属する訪問看護師が生命の危険性があると判断して，緊急搬送したが，医師が診察したところ生命に危険性がある状態ではなかった。訪問看護師は，『判断を誤った』と落ち込んでいた。管理者はその訪問看護師に対して，『生命に危険性があったのに，もし緊急搬送せず，亡くなった場合には，取り返しのつかないことになった。あなたの判断は生命の安全を第一としており，よかったのだ』と励ました」。

　山内は「在宅で働く看護師は『生きている』層が怪しくなったら，速

やかに，医療機関につなぐという大きな任務がある」と述べている[19]。マズローの欲求五段階説でも，生きることを保障した上で，各種の欲求を満たすという考え方である。在宅療養者の自宅と医療機関との間の搬送時間と必要な体力を考慮すると，早めに搬送を開始しないと間に合わない場合も生じる。上記の管理者の考え方は山内の考え方やマズローの考え方に類似していると言える。これが訪問看護師のアセスメントの特徴と言えよう。

② 目標に関するアセスメント｜蒔田寛子

　希望実現モデルにおける在宅療養者の〈希望〉は，訪問看護師にとっては支援目標である（91頁）。また，〈希望〉の実現までの間に相互に関連し合う複数の短期的な〈目標〉があり，それらの実現を通して〈希望〉が実現するという構造を持っている。

　これらの〈希望〉や〈目標〉が，特に生活課題に関する場合，在宅療養生活支援においては訪問看護師が一方的にアセスメントしたり，在宅療養者が単独で決定し，それに沿うよう訪問看護師がアセスメントしたりすることはできない。在宅療養生活支援の目標を設定する際は，以下のようなアセスメントがある。

1│在宅療養者と家族が折り合いをつける

　在宅療養者の個別性については本書でさまざまに述べてきたが，それゆえどのような在宅療養生活を送りたいか（希望）は一人一人異なっている。そして在宅療養者と家族が同じ希望を持っていることは多いとは言えない。そのため訪問看護師は，在宅療養者と家族の希望を確認しながら折り合いをつけてもらうように心がけている。在宅療養者の希望は，家族を含めた生活の継続を考えると，実現可能でない場合もある。

独居の在宅療養者が増加しているが，家族と同居している在宅療養者はいまだ多く，別居している家族の影響を大きく受ける場合もある。在宅療養生活支援においては，「どのような生活を送りたいのか」という観点で，在宅療養者と家族が折り合いをつけることができる目標を設定する必要がある。

2 | 在宅療養者・家族と訪問看護師が折り合いをつける

　目標とは，行動を進めるにあたって，実現・達成を目指す水準を指す言葉である。在宅療養生活支援では，「在宅療養生活の質の向上」を軸にした長期目標達成のために，小さな目標の積み重ねがある。希望実現モデルで可視化されているように，在宅療養生活の質の向上につながる〈希望〉という長期目標があり，その達成のために小さな〈目標〉を達成していくのである。

　〈希望〉も〈目標〉も在宅療養者によりさまざまなため，訪問看護師は在宅療養者・家族の意向を丁寧に繰り返し確認している。内容によっては，在宅療養者・家族の意向に沿えないこともあるため，訪問看護師は健康課題や生活課題に加えて利用可能な社会資源などの情報を提供し，在宅療養者・家族と共に，実現可能で具体的な目標の設定をしていく。在宅療養者・家族と訪問看護師の間でも，折り合いをつけているのである。

③ 〈支援〉〈支援内容〉のアセスメント

　希望実現モデルにおいては，〈希望〉実現に向かう複数の〈目標〉に対して，〈支援〉〈支援内容〉を設定していく。これらの支援を考える3つの視点は92頁にて解説したが，その際に行うアセスメントについて述べる。これまでの内容と一部重なるが，特にアセスメントの観点から注

意点をまとめる。

1 極めて個人的な情報を扱うため プライバシー保護に配慮する

　在宅療養生活支援は，在宅療養者の自宅（生活の場）での支援である。病院に入院しているときでは分からなかったような生活の様子，例えば逼迫した経済状況や家族関係の複雑さも家の様子から伝わってくる。

　家の中に入ることができる職業は多くはない。訪問看護師は，居室はもちろん，浴室，トイレ，台所など家の奥の方，つまり極めてプライベートな空間まで入り支援している。そのような特別な職業であるため，在宅療養生活支援において個人情報の取り扱いには配慮が必要である。

　また在宅療養生活支援は長期間にわたることが多いため，多くは在宅療養者・家族と長い付き合いになる。在宅療養者・家族にとって信頼できる存在となればなるほど，在宅療養者・家族は訪問看護師を公的な支援者以上の身近な存在として認識し，さまざまな話をしてくれることがある。これまでの家族歴やその中での葛藤，拡大家族も含めた家族間の問題など，「訪問看護師」である「私」だから話してくれることもある。だからこそ，生活者としての在宅療養者・家族の情報を多く得ることができ，対象のニーズに沿った支援ができる。一方で，知り得た情報の守秘義務の厳守と，公私のけじめの難しさがある。

2 在宅療養者・家族のセルフケアを目指す

　在宅療養生活支援は，多くは1週間に数回，数時間の支援である。つまり，在宅療養生活のほとんどの時間は，在宅療養者・家族のみで過ごさなければならない。そのため訪問看護師は，在宅療養者・家族が継続的な支援を必要としながらも，できる限りセルフケアすることを目指

している。生活課題のみならず健康課題に対する医療的ケアであっても，在宅療養者が自ら行うこと，家族が行うことを前提にアセスメントを行い，医療者ではない在宅療養者・家族が，医療施設ではない自宅で安全に実施するという観点から支援を考える。

3 ｜ 医師，介護職員，地域住民などとの協働が前提

　健康課題を抱えながら自宅で生活する在宅療養生活においては，在宅療養者のニーズは多岐にわたる。健康課題に関わるニーズ，日常生活を維持するためのニーズ，社会生活を維持するためのニーズなどさまざまであり，訪問看護師など一つの専門職で全てのニーズを満たすことはできない。それ故，医師，訪問看護師，保健師，ケアマネジャー，介護福祉士などの保健医療福祉の専門職と，地域住民などのソーシャルキャピタルが，それぞれの専門性と関係性を基に在宅療養者を支援している。

　このように在宅療養生活支援は，訪問看護師以外の支援者との協働が前提である。支援者間で同じ目標に向かい協働することで，在宅療養者にとって必要な支援が効率よく提供できる。

　そのため，在宅療養生活支援のための看護計画はOTEC（Observational plan, Treatment plan, Educational plan, Collaboration plan）となる。Collaboration plan として，ほかの支援者への報告・相談，支援内容の依頼や連携の方法などが欠かせない。例えば，在宅療養者の症状変化時には医師への報告・相談をタイムリーに行う。また症状変化時にサービスの調整が必要であれば，ケアマネジャーへの報告・相談が必要となる。訪問頻度が多い介護職員へは，早期発見や悪化予防のため観察してほしい症状を具体的に伝え，気になったときには連絡がもらえるようにしている。訪問看護師による支援だけで在宅療養生活は継続できない。

4 | 在宅療養生活を支える制度を知り，活用する

介護保険・医療保険以外にも，在宅療養生活を支える多くの制度があり，年齢や病気，障害の有無などにより利用できる制度は異なる。訪問看護師は，在宅療養者が利用できる公的な制度や，制度に基づいたサービス提供機関が地域のどこにあるのかなどの知識を十分に持っておく必要がある。利用できる制度があれば，支援の幅が広がり，安定した在宅療養生活の継続につながる。

制度の多くは申請が必要であり，申請するかどうかは在宅療養者・家族が最終的に判断するため，利用できる制度について情報提供することも在宅療養生活支援ならではの重要な支援である。利用できる制度を知らないために支援に結びつかず，困難な在宅療養生活を余儀なくされている場合がみられる。介護殺人などの背景に関心を寄せてみると，そのような制度につながらなかったことから，在宅療養者と家族の生活が破綻してしまったと考えられることが多い。

この章で可視化されたこと

在宅療養生活支援における情報収集とアセスメントには，病院など医療施設における看護とは異なる特徴がある。希望実現モデルにおいても，その特徴を踏まえ，〈目標〉や〈支援〉〈支援内容〉を設定するための情報収集とアセスメントを行う必要がある。

情報収集においては，在宅療養生活支援の対象者である在宅療養者の持つ健康課題の特徴を踏まえ，在宅療養生活支援の場である自宅における生活課題について，さまざまな情報源から情報を収集する必要がある。特に生活環境については，自宅における生活を支えるさまざまな情報を多角的に収集し，在宅療養生活支援につなげていく。

またアセスメントにおいても，在宅療養生活支援ならではの特徴があ

る。物理的・時間的距離がある在宅療養者を支援するために，訪問看護師は平時よりさまざまな情報収集を行い，生命の危険性を第一に考え判断を行う。また，希望実現モデルにみられるような在宅療養生活支援の目標を設定する際も，在宅療養者と家族，在宅療養者・家族と訪問看護師が折り合いをつけ，在宅療養者・家族のセルフケアを目指した支援を，多職種やソーシャルキャピタルとの協働を前提として組み立てていく。

文献

1) 蒔田寛子：保健医療福祉領域における高齢者の独居療養生活支援システムに関する研究，聖隷クリストファー大学大学院博士後期課程保健科学研究科，2021.
2) 厚生労働省：指定居宅サービス等の事業の人員，設備及び運営に関する基準.
https://elaws.e-gov.go.jp/document?lawid=411M50000100037
3) 厚生労働省：指定訪問看護の事業の人員及び運営に関する基準.
https://elaws.e-gov.go.jp/document?lawid=412M50000100080
4) カイポケ：訪問看護利用申込書の記入例と様式.
https://ads.kaipoke.biz/basic_knowledge/care_insurance_and_law/chohyo/example_application_visiting_nursing.html
5) 厚生労働省：第25回介護支援専門員実務研修受講試験の実施状況について.
https://www.mhlw.go.jp/stf/seisakunitsuite/bunya/0000187425_00009.html
6) 長谷川喜代美：地域におけるケアの質向上に関わる行政保健師の活動方法，千葉看会誌，14(1)，26-33，2008.
7) 平林瑠美，尾崎章子，西崎未和，苛原志保，大橋由美：認知症が疑われる独居高齢者に対する地域包括支援センター看護職のアウトリーチ・スキル―初期段階におけるかかわりを中心に，日本在宅看護学会誌，10(1)，10-18，2021.
8) 全国訪問看護事業協会：高齢者施設等と訪問看護事業所との連携の実態及び看護の提供に関する調査研究事業報告書，2018.
https://www.zenhokan.or.jp/wp-content/uploads/h29-3.pdf
9) 厚生労働省：地域ケア会議について
https://www.mhlw.go.jp/seisakunitsuite/bunya/hukushi_kaigo/kaigo_koureisha/chiiki-houkatsu/dl/link3-1.pdf
10) 蒔田寛子：独居高齢者の療養生活継続支援における支援者連携―訪問看護師の役割に焦点をあてて，豊橋創造大学紀要，17，9-22，2013.
11) 厚生労働省：喀痰吸引等制度について
https://www.mhlw.go.jp/seisakunitsuite/bunya/hukushi_kaigo/seikatsuhogo/tannokyuuin/01_seido_01.html.
12) 厚生労働省医政局看護課：新たな看護のあり方に関する検討会報告書，2003.
https://www.mhlw.go.jp/shingi/2003/03/s0324-16.html

13) 厚生労働省：特定行為に係る看護師の研修制度の概要
https://www.mhlw.go.jp/stf/seisakunitsuite/bunya/0000070423.html

14) 厚生労働省：看護師の特定行為研修を修了した看護師数（特定行為区分別）
https://www.mhlw.go.jp/content/10800000/001081039.pdf

15) 特集 特定行為研修修了者がいる在宅現場が見たい，訪問看護と介護，24 (11)，798-832，2019.

16) 中野康子, 川村佐和子：緊急電話受信時，訪問看護師が看護アセスメントに用いた情報の分析，日本在宅看護学会誌，4 (2)，41-50，2016.

17) 中野康子：訪問看護における看護判断に関する質的研究―緊急電話受信時における訪問看護師の看護判断，聖隷クリストファー大学大学院博士後期課程保健科学研究科，2017.

18) 中野康子, 川村佐和子：緊急電話受信時における訪問看護師の看護判断―看護判断プロセスに焦点を当てて，日本在宅看護学会誌，6 (2)，45-55，2018.

19) 山内豊明：生命・生活の両面から捉える訪問看護アセスメント・プロトコル 改訂版，中央法規出版，p54，2018.

［URL はすべて 2023 年 10 月 1 日時点］

第4章

希望実現モデルにおける計画の変更または終了

川村佐和子

1 在宅療養者の健康状態の変化

2 在宅療養者による変更の提案

3 在宅療養生活環境の変化

4 危険の回避

この章で可視化されたこと

希望実現モデルにおける〈希望実現支援〉の計画（〈目標〉や〈支援〉〈支援内容〉）は，一度決定してしまったら変更ができないものではなく，いつでも変更できる。場合によっては，（一時）中止や（その訪問看護事業所における支援の）終了になる場合もある。その理由は複数あるが，主たるものには，在宅療養者の健康状態の変化や在宅療養者による〈希望〉の変更提案，在宅療養生活環境の変化，危険の回避などがある。それらの理由が生じたとき，〈希望実現支援継続の判断〉は〈継続困難または継続不可能〉という結果となり，希望実現支援を変更・中止・終了することになる。

1 在宅療養者の健康状態の変化

　計画を変更する理由として，第一に挙げられるのは，在宅療養者の健康状態の変化である。在宅療養者は，計画を作成したときは生命の危険に直面していなかったとしても，その後，病状が悪化することもあろうし，新たな病気が見つかるかもしれない。環境の変化などで病状に変化が生じることもあるだろう。このようなときには〈希望実現支援継続の判断〉において健康課題の査定を行い，その結果，従来通りの〈希望実現支援〉を中断して〈基盤となる療養生活支援〉の〈健康課題支援〉に集中したり，〈希望実現支援〉を行う期間を延長したりするなど，支援方法を変更することも必要になる。残念なことに在宅療養者の死が訪れた場合には，中止になる。また幸いなことに〈希望〉を実現できた際には計画を終了して，新たな〈希望〉を実現するべく新しい計画に着手できることだろう。いずれにせよ，現在の健康課題を正確に把握し，近未来の状態を推測し，その悪化を回避する策を立てる判断が求められる。

　健康状態の変化では，悪化ばかりでなく，好転もある。この場合には，支援計画をさらに進展させた〈希望〉に修正することもできる。ただしその場合，在宅療養者と共に訪問看護師も喜び，計画を性急に進めてしまいがちになる。〈希望〉の実現を焦って問題が生じないように，確実に計画を進めていく慎重さが必要であろう。

　健康状態の変化，特に悪化は在宅療養者にとって大変大きな出来事である。身体的苦痛や将来に対する不安があり，さらに努力してきた〈希望〉の実現が挫折する体験は，心理的な落ち込みにつながりやすい。「がっかりした」「やる気が出ない」という言葉が出ることもあるだろう。訪問看護師は，そのような在宅療養者の気持ちを理解し，これまでの努力を尊重することが重要である。〈希望〉の内容や期間の延長などの変更が必要になった場合は，在宅療養者が希望を失わないよう，また納得できるように，丁寧に話し合いを進めることが大切である。

2 在宅療養者による変更の提案

　訪問看護師が比較的多く経験することであるが，在宅療養者が〈希望〉を変更したいと申し出ることがある。理由は一つではない。「この〈希望〉の実現は自分には無理だ」と在宅療養者が考える場合や，「現在の〈希望〉よりもさらに魅力ある希望を見つけた」ということなどが挙げられる。その理由を知ることは，現在の〈希望〉をどのように変更するかという課題解決につながる。

　「この〈希望〉の実現は自分には無理だ」と在宅療養者が考える理由には，在宅療養者が現在の〈希望〉に内心では納得していなかった場合や，実現に向かって行動してみると「これはちょっとできない」という

ような違和感が生じる場合，そして〈希望〉を定めたときには生じていなかった事態が起こり，〈希望〉の実現に困難を感じた場合などがあろう。

　在宅療養者の違和感が理由である場合，まず在宅療養者との合意形成において，「訪問看護師や支援者側が意見を押し付けていなかったか」「在宅療養者に『より大きな〈希望〉に挑みたい』というような背伸びがあったのではないか」などを顧みる必要がある。場合によっては，在宅療養者は「訪問看護師や支援者たちは自分の潜在力を高く認めてくれている」とうれしく思っていたり，訪問看護師や支援者たちは「在宅療養者が頑張ろうとしているのに，意欲を削いではいけない」と在宅療養者の考えを尊重しようとしていたりと，お互いの意見を善意に受け止めてしまった結果，計画を実行し始めてから違和感が生じることもあろう。

　在宅療養者が，〈希望〉実現に必要な環境の整備が困難だと気づき，計画の変更を申し出る場合がある。例えば，筆者が経験した事例では，在宅療養者が「災害時対策をしておきたい」という〈希望〉を表出したことがあった。実際に災害時対策を計画して紙上でシミュレーションした際は問題がない対策ができたが，人工呼吸器を装着している在宅療養者が実際に避難訓練をしてみた結果，居室から玄関口に通じる廊下が狭く，予測に反して玄関口まで行けないことが分かった。廊下を広げるためには家の改造が必要であり，改造経費や土地の条件からも困難が多かった。そこで，居室が面する廊下から直接外に出るルートに変更することになり，支援計画に新しいルートを利用するための環境整備（廊下から庭に降りるための段差解消スロープの設置）を追加し，在宅療養者には 50 cm ほどの段差をスロープで下る訓練を加える変更をした。「実践してみなければ分からないことが多いのよ」と，この在宅療養者は訪問看護師や支援者に教えてくれた。

　いずれにしても，計画を変更しなければならない原因追究に終始したり，在宅療養者の意見に対して，「あなたがそう言うのなら，そのよう

に変更していいんですよ」などとこれまでの努力を尊重せずに，簡単に乗り換えたりすることは望ましくない。現在の〈希望〉実現に必要な整備をする時間を設けたり，現在の〈希望〉と関連づけて，在宅療養者の新たな希望を実現したら，現在の〈希望〉に再び取り組んだりするなど，それまでの努力を無駄にせず，積極的に対応できるとよいのではないだろうか。在宅療養者も，訪問看護師も，お互いにやってみなければ分からないことが多いことを理解しておきたい。

3　在宅療養生活環境の変化

　また，生活環境の変化によって，計画に影響が生じる場合もある。筆者が経験した例では，「外出時には妻が痰の吸引を行えるようにして，２人で外出できるようにする」という希望があったが，吸引訓練期間中に妻が右腕を骨折し，ギプス固定となってしまった。左手だけでは吸引ができないため，計画を変更することになった。また介護者が葬儀に行くため，計画を中断するという場合もあった。

　さらに，介護者であった妻一人では介護が困難となり，転居して子ども家族と同居するため，これまでの訪問看護事業所が支援を継続できなくなるという事情もあった。この在宅療養者の場合は，支援を開始した訪問看護事業所は支援を中止し，引っ越し先の地域の訪問看護事業所に継続を依頼することになった。

　個人の生活上の変化以外に，社会制度上の変化もある。診療報酬の改定により新たな看護を提供できるようになった例や，要介護度の認定基準が変わって在宅療養者の要介護度が下がり，予定していた通所介護を受けられなくなってしまった例も筆者は経験している。法律や制度が改

正されるときや，災害などの地域的変化があった場合には，それにより
一人一人の在宅療養者が受ける影響を確認しておく必要がある。

4 危険の回避

　在宅療養者の健康状態の変化について，在宅療養者やほかの支援者が
気づいていなくても，訪問看護師が気づいて，現在実現を進めている在
宅療養者の〈希望〉が，危険の回避の観点から適切でなくなっていると
判断する場合がある。例えば，「正月に餅を食べる」という〈希望〉を持
つ在宅療養者について，食事中にむせが増えてきていることを訪問看護
師が観察し，嚥下能力の低下が進んでいると判断し，「正月に餅を食べ
る」ことで窒息を招くかもしれないと予見した。そこで訪問看護師は
〈希望〉を変更し，窒息という危険を回避しようと考えた。

　この訪問看護師の観察による危険の予見と判断による危険の回避は，
安全配慮義務を遂行していることに通じる。訪問看護師は，結果予見義
務や結果回避義務を負う立場にあり（30頁），あくまでも在宅療養者の
安全を重要視し，危険な結果を回避しなければならない。しかし，危険
がある〈希望〉に代わる，危険が少ない〈希望〉を見つけることも難しい
場合が多い。

　在宅療養者が強く望んでいる〈希望〉に添えないような変更を持ち出
すことは，在宅療養者の生きる望みを砕くようで，訪問看護師にとって
も気が重いことであろう。しかし，正確な健康状態の査定と予見による
危険の回避は，看護師の職務である。在宅療養者に対しても，支援者た
ちの合意形成の場面においても，在宅療養者の安全が脅かされる状況の
回避のためには，訪問看護師は穏やかな気持ちや柔軟な考え方に加え

て，強い意志をもって回避する力が求められていることを忘れてはならない。

この章で可視化されたこと

　希望実現モデルにおいて立案された計画は，必要に応じて変更・修正や中止をする。変更・中止にはさまざまな理由があるが，主たる理由は在宅療養者の健康状態の変化，在宅療養者の〈希望〉の変更提案，在宅療養環境の変化，危険の回避である。特に危険の回避は，安全配慮義務，結果予見義務，結果回避義務を負う看護師の立場から，その必要が生じた場合には訪問看護師は強い意志をもって判断し，回避しなければならない。

第 5 章

希望実現モデルを用いた評価

蒔田寛子　川村佐和子

1 在宅療養者からの評価

① 〈希望〉が実現できたか

② 〈希望〉実現の過程は計画通りに，安全に行われたか

③ 在宅療養者の満足感

2 訪問看護師としての評価

① 在宅療養者の〈希望〉を円滑に実現できたか

② 〈希望〉実現への支援過程は適切であったか

③ 訪問看護師はこの〈希望実現支援〉について充実感・学びを得たか

3 訪問看護事業所としての評価

① 所属する訪問看護師が利用者の満足感を高める在宅療養生活支援を提供できたか

② 事業所として運営におけるリスク管理はできていたか

③ 事業所の発展に寄与できたか

この章で可視化されたこと

　評価とは，善悪・美醜・優劣などの価値を判じ定めること，特に，高く価値を定めることである。在宅療養生活支援は実施さえすればよいのではなく，目標を達成できたのか，過程は適切であったかを客観的に検討し，その意義や価値を判断し，質の担保・向上につなげることが必要である。

　評価する際は，誰にとっての意義や価値なのかを明確にして行う必要がある。ある人にとってはよいことであっても，ほかの人にとってはよくないということがある。例えば，他者に痰の吸引を依存する在宅療養者にとって，夜間も家族が絶えず付き添い，いつでも吸引してもらえる状況は望ましいことであるが，昼間就業している家族介護者にとっては，在宅療養者が吸引を必要とするタイミングを絶えず察知できるよう夜間覚醒を求められ，仮眠もできないという状況は好ましくない。同じ状況に対して，在宅療養者と家族介護者では評価が分かれる。また，担当の訪問看護師が望ましいと考えることを行うために，在宅療養者に長時間の看護を提供することは，その訪問看護師は満足を覚えるかもしれないが，訪問看護事業所の運営にとって必ずしも好ましいことでないかもしれない。評価にあたっては，誰（何）の立場から，何に関して行う評価かを明確にしておくことが必要である。

　本章では，在宅療養者，訪問看護師，訪問看護事業所の立場から，希望実現モデルを用いた評価を行うポイントについて述べる。評価した結果，評価が高くない項目については，〈支援〉〈支援内容〉を検討し，今後の課題とする必要がある。

1 在宅療養者からの評価

① 〈希望〉が実現できたか

　希望実現モデルでは，在宅療養者の〈希望〉を実現することが目標である。モデルにおいて〈希望〉はできるだけ具体的に設定することとしているため，その具体的な事柄が実現されたかどうかで評価できる。在宅療養者にとって，当初の〈希望〉を実現できれば高い評価になる。

② 〈希望〉実現の過程は計画通りに，安全に行われたか

　計画通りに実行できたということは，円滑に行われたと表現することもできる。計画通りに実行できなかったときは，計画が不適切であったことや健康課題や事故が生じたこと，周囲に負担をかけたことが理由になる場合が多く，問題発生の有無やその重大性によって評価される。仮に，〈希望〉実現の経過中に問題が生じても，計画の中にリスク管理が含まれており，その問題に対する対応が早期にでき，深刻化しなかったとすれば，評価は低くならないであろう。

③ 在宅療養者の満足感

　〈希望〉が実現できても，在宅療養者がそれに満足しなければ，不全感が残りやすい。満足感は主観的なものであり，測ることが難しいが，①に述べた〈希望〉が実現することは大きい満足感につながるであろう。また，在宅療養者の「できないと思っていたけれど花見に行けた」

というような発言や，家族の「昨年のように一緒に花見に行けてよかった」，介護職員の「在宅療養者さんがうれしそうに花見の話をしてくれました」などの発言から，質的に評価することもできる。調査用紙などで判断するだけでなく，在宅療養者や家族の一つ一つの言葉を吟味して評価することも重要視したい。

　仮に，在宅療養者の満足感が低いとしても，「希望したことが実現する」ということ自体が，マズローの欲求五段階説では上位に位置する自己実現に相当するものであり，在宅療養者が意識しているか否かにかかわらず意義は認められる。訪問看護師が実現を共に喜んだり，「○○を達成したあなたの力を尊敬する」などと，〈希望〉の実現を他者評価として伝えたりすることによっても，在宅療養者が意義を意識化できる場合がある。また，「○○ができたから，次の目標は何にする？」というように，未来の可能性に目を向けるような声かけを行うことは，在宅療養者は今の充実感を味わうだけではなく，未来に向かって生きていく力を強めることができるであろう。

2 訪問看護師としての評価

　在宅療養者から高い評価が得られても，訪問看護師としての評価は異なる場合もある。ここでは，訪問看護師の立場から〈希望実現支援〉について考える。「在宅療養者の〈希望〉を円滑に実現できたか」「〈希望〉実現への支援の過程は適切であったか」「訪問看護師はこの支援について充実感・学びを得たか」の３つの視点がある。

① 在宅療養者の〈希望〉を円滑に実現できたか

　在宅療養者自身の評価と訪問看護師の評価の違いは，後者がより専門的で客観的であるということである。判断の数量的な根拠や他者（他職種）との検討結果も加えて評価していきたい。

　在宅療養者は「〈希望〉を実現できた」と評価していても，訪問看護師は「当初の〈希望〉と実現の姿が異なる」と思い，高く評価できずにいることがある。例えば，「在宅療養者自身で車いすを動かし，桜を見に行く」という〈希望〉を設定したが，実際は家族が車いすを押して出かけたという場合では，在宅療養者は桜を見たという喜びを感じて「〈希望〉が実現した」と評価するかもしれないが，訪問看護師としては在宅療養者が自身で車いすを動かして出かけられたわけではないので，「〈希望〉の（完全な）実現ではない」と評価を下げるかもしれない。

　ここでは，訪問看護師の評価と在宅療養者の評価のどちらが正しいかということを問いたいわけではない。在宅療養者の評価とは別に，訪問看護師は支援者としての評価を行い，残る課題を今後の支援計画につなげていくことが重要である。

② 〈希望〉実現への支援過程は適切であったか

　この観点では，訪問看護師の知識や技術，対応が適切であったかを検討することになる。まず，「安全に実行できたか」ということが挙げられる。在宅療養者の健康課題や事故が生じなかったかどうかという視点で評価する。インシデントやアクシデントが生じた場合には，対処が的確に実施できたか，その結果，在宅療養者や周囲の人々，事物に後遺症や損害が残らなかったかなどの検討が必要になる。

　次いで，計画通りに実行できたか，支援チームの協力を得られたかな

どということが検討の視点になる。いずれの課題も次回の〈希望実現支援〉やほかの在宅療養者の〈希望実現支援〉に反映させ，同じ課題が生じないようにする努力が必要である。

③ 訪問看護師はこの〈希望実現支援〉について充実感・学びを得たか

　訪問看護師自身にとって，この在宅療養者の〈希望実現支援〉から何を得たかという視点である。

　訪問看護師が提供した〈希望実現支援〉に在宅療養者が満足したかどうかは，看護の評価の重要な指標である。在宅療養者の〈希望〉を実現できなかったとしても，在宅療養者が訪問看護師の〈希望実現支援〉を喜んでくれる場合もある。

　訪問看護師がこの〈希望実現支援〉を終えたときに，「やった！」という充実感や「当初に定めた目標にはいまだ達していないが，ここまでできるようになったというのは予想を超えた成果だ」という気持ちになれれば，主観的評価は高くなるであろう。また評価によって，その在宅療養者の在宅療養生活支援から学んだことが明確になれば，訪問看護師自身の経験知が増え，今後，力量が高まることにつながる。

　また，円滑な連携活動に対する貢献も評価の一つである。訪問看護師のみで在宅療養者の〈希望〉を実現することはできない。ケアマネジャーをはじめとした多職種とその職員が所属する施設が関わっている。訪問看護師チームやほかの職種員も含めた支援チームによる評価会議，一般には「反省会」や「○○さんの花見を終えて」などと名称を付けられる会合は，チーム構成員が〈希望実現支援〉のプロセスや自身の役割を再認識したり，自身の知識や技術を向上させる課題を得たり，職種の相違を知ったりできる機会である。また，職種間の相互理解を深め，その後のチームの支援力を強化することにつながる。このような会合での役割を積極的に果たせたかという観点もある。

一方，成果が上がらなかった場合では，経過で生じた問題の責任追及などが強く行われ，追及されたメンバーがその後のチーム活動や支援活動に消極的になってしまうことがある。このようなことが生じないように，チームメンバーは一人一人の努力を認め合い，称えて，次回に継続する課題を共有し，次に進む力を得る機会にすることが大切であり，これも評価の視点になろう。

　また，訪問看護師の充実感や学びは，職業上のことである。仕事に力を入れすぎて，自身の生活や家事が手薄になり，問題が生じると，訪問看護師は仕事の充実感に浸ってはいられない。よい仕事を継続するために，仕事と自身の生活の両立という視点も，個人的な評価においてはないがしろにできない。

3　訪問看護事業所としての評価

　希望実現モデルを訪問看護事業所の利用者（在宅療養者）に活用して，訪問看護事業所が何を得られたか，何が検討課題かを明らかにすることが訪問看護事業所としての評価となる。まず，一人一人の利用者がその事業所の提供する在宅療養生活支援に満足することは，大きな評価である。個々の評価の積み重ねは間接的に社会的評価を高め，利用者の増加と経営の安定，さらなる事業の発展にもつながる。在宅療養者の満足に関する評価については前述したので，ここではそれを土台として，事業所が行う評価に焦点を合わせる。

　事業所に所属する訪問看護師が利用者の満足感を高める在宅療養生活支援を提供できたか，リスク管理はできていたか，また，訪問看護事業所の運営の安定・発展に寄与できたかという3つの視点がある。

① 所属する訪問看護師が利用者の満足感を高める在宅療養生活支援を提供できたか

　事業所に所属する訪問看護師が利用者の満足感を高める在宅療養生活支援を行うためには，事業所はその提供に必要な環境整備を行うとともに，個々の訪問看護師にとって働きやすい環境をつくる責務がある。例えば，個々の利用者への看護計画を事業所内で共有し，ほかの訪問看護師の協力を得られるように図っているか，必要物品を整えているか，適切な資源活用を支援しているか，安全管理を行っているか，訪問看護師の労働条件整備を行っているかなどが評価の視点になろう。同時に個々の訪問看護師が生き生きと働いているか，落ち込んだときに励まし支えているか，業務や職場環境に不満を覚え退職する職員がいないかという視点も大切である。

② 事業所として運営におけるリスク管理はできていたか

　生活の場での医療の提供で起こり得るリスクは，病院とは異なる特徴がある。在宅療養生活支援における安全管理は，事業所の質の評価として重要である。事故が起こった場合，訪問看護師に問われる事柄に安全配慮義務がある。前述したとおり（30頁），安全配慮義務は結果予見義務や結果回避義務で構成される。これらは個々の訪問看護師のみならず，事業所にも使用者として義務が生じる。

　例えば，医療機器を使用する在宅療養生活におけるリスクがある。気道浄化用の吸引器などの医療機器を使用している場合は，介護者である家族に安全な使用方法の説明と技術指導を正しく行ったとしても，それだけでは十分ではない。指導した家族が不在にする際に，不慣れな介護者のみが在宅療養者に付き添っていて，医療機器に支障が生じても適切な対処が行われず，在宅療養者の生命が危険な状態に陥ったとする。安

全配慮義務としては，指導を受けて機器使用に熟練した家族が不在になると分かっていれば，機器に支障が起こるかどうか予見できなかったのか，機器に支障が発生するかもしれないと予見した場合にはそれを回避する有効な策を立てていたかが問われる。危険回避のためには，不慣れな介護者に対する支援や医療機器提供業者との連携，停電が予測される場合には電力会社との連携など，安全管理を実施しておく必要がある。

　在宅療養生活支援を提供するのは生活の場であるからこそ，家屋の環境によって転倒のリスクが高く，熱中症のリスクも高いなど，在宅療養者の生活の様子を踏まえた安全管理が必要である。事例検討会を行い，在宅療養生活支援の計画を共有したり，支援内容を検討したりしていると，安全管理に必要な予見すべき事柄やその回避策についても多角的な意見交換が行われ，経験知の共有ができる。事例検討会の開催回数だけでなく，このような視点を持って開催しているかを査定して，評価する必要がある。

　さらに，「人間はエラーを起こす」ことを前提に，事業所として，エラーが事故につながらないようリスク管理をする必要がある。所属員が社会的に法律上の問題を問われるとき所属員一人の問題ではないことが多い。事業所は組織的な対応を問われる。エラー防止などリスク管理に取り組むことができていれば，在宅療養者の安全が守られるとともに，所属員の労働環境も整えられていると評価できる。所属員の支援としては保険加入もある。

③ 事業所の発展に寄与できたか

　事業所の発展には，一般的に経済的な側面と提供する支援の質的な側面が考えられる。経済的発展については，経済的な安定や規模を拡大するために，希望実現モデルを活用した在宅療養生活支援が有効であったかということが評価の対象になる。これはいくつかの経営指標を根拠と

して評価できる。

　一方，質的な発展の評価は，単純ではないかもしれない。本章❶で述べたような利用者（在宅療養者）の満足度評価をもとに考えていくことになろう。この場合，客観的評価をするために質的研究法を用いることも有効であるだろうし，他者評価も有効であろう。事業所の管理運営を利用者や外部の視点から見つめ，事業所の繁栄を促進するために助言を得る仕組みを持つこともよい方法であろう。例えば，希望実現モデルを利用するようになって，事業所の社会的評判が高まっているか，地域での信頼が高くなっているか［結果として利用者が増えている（数が安定している）か，収入が増加しているか，経営が安定しているか］，外部からの意見を受けるシステムを持っているかなどを質的発展の評価の視点とすることができる。決められたモデルを用いて看護を提供することは，事業所に所属する訪問看護師が提供する在宅療養生活支援の質をそろえることにつながる。そのモデルが在宅療養者に高い満足を与えるものである場合には，事業所が提供する在宅療養生活支援は質が高くなる。提供する在宅療養生活支援がよいという評判が広がると，その事業所を選ぶ利用者が増え，増収につながる。

　事業所の経営の安定は，社会に対する貢献活動にもつながる。2012年に介護保険法改正により創設された「複合型サービス」（2015 年 4 月に「看護小規模多機能型居宅介護」に名称変更）は，全国の訪問看護事業所が独自に利用者の強い希望を受け入れて行っていた短期宿泊や通所看護を制度化したものであった。制度化前に各事業所が独自に行っていた際は無償であり，場合によっては社会的な認知もなかったが，事業所の管理者である訪問看護師が勇気を持って前進させた活動であった。これらの活動は，質の高い在宅療養生活支援による事業所の経営的安定が背景にあったからこそ，踏み出すことができたと言える。このように，社会的ニーズがあるが制度化されていない活動を無償で行うことによって，訪問看護制度は実践現場より発展が促され，人々の健康な生活に寄

与してきた歴史がある。

　希望実現モデルもまた，訪問看護制度を切り拓き，さらに今後の発展に尽力する訪問看護師たちの看護実践から導いたものである。同時に，保助看法の国の解釈による療養上の世話（療養生活支援）の可視化でもある。さらに，団塊世代が75歳以上となる「ポスト2025年の医療・介護提供体制の姿（案）」にある，「ときどき入院，ほぼ在宅」を実現する方向性にも合致するものである[1]。

> ## この章で可視化されたこと

　希望実現モデルを用いて，在宅療養生活支援を評価することができる。在宅療養者，訪問看護師，訪問看護事業所それぞれの立場で，それぞれの価値観における評価の視点がある。これらの評価は，在宅療養生活の質の向上に加えて，在宅療養生活支援の質向上や，事業所の経営的安定にも寄与し，訪問看護制度の発展と「ときどき入院，ほぼ在宅」の実現にもつながるものである。

文献
1）厚生労働省：地域における医療及び介護を総合的に確保するための基本的な方針（総合確保方針）．令和5年3月17日一部改正．

第 **3** 部

希望実現モデルの
活用例

第 3 部では，希望実現モデルを用いてどのように在宅療養生活支援を行っていくか，2 つの架空の在宅療養者に適用して解説する。それぞれの事例において，「希望実現のポイント」「前提条件を確認する」「支援計画を立案し実行する」「希望を実現する」という順を追って，〈基盤となる療養生活支援〉〈希望実現支援〉の計画を立て，実行していくプロセスを示した。それぞれのモデル図も提示し，在宅療養者の状態に応じてひな形を改変し活用していけることを伝えている。事例 1 は脳梗塞後の高齢者，事例 2 は ALS を持つ育児中の母親である。いずれも生活上の小さな希望であるが，それらが実現されることで彼ら彼女らの在宅療養生活の質が向上することが分かるであろう。それこそが，希望実現モデルの意義である。

脳梗塞後に気管切開を受けた 70代男性の「花見に行く」 という希望を実現する

酒井美絵子　川村佐和子

1 希望実現のポイント

　希望の把握

　希望実現過程で重要なこと

　希望実現のプロセス

2 前提条件を確認する

　① 在宅療養者の健康状態は生命に危険がなく，

　　希望実現支援を継続できる状態である

　② 在宅療養者は在宅療養生活上の希望を持っており，他者に表明できる

　③ 生活環境は在宅療養者の希望を尊重し，許容する

3 支援計画を立案し実行する

　① 〈基盤となる療養生活支援〉の計画を立てる

　② 〈希望実現支援〉の計画を立てる

4 計画を中断し，変更する

5 〈希望〉を実現し，新たな希望の表出と生活の質向上につなげる

事例の概要

　Ⅰさんは，70代の男性で，60代の妻と二人暮らしです。

　1年前に，脳梗塞を発病し緊急入院しました。症状が安定し，車いすに移乗できるようになり自宅に退院し，訪問看護の利用を開始しました。退院後の生活は順調でしたが，誤嚥性肺炎により再入院し，呼吸状態の安定と確実な気道浄化のために気管切開を受けました。病状が改善したので退院となりましたが，痰の喀出力が弱いため気管切開をしたままの退院であり，床上安静が続いたため筋力と体力が低下し，車いすでの座位が可能な時間が15分程度と短くなっていました。

　在宅での生活に慣れてきた頃，遊びに来た友人から，「毎年一緒に行っていたお花見に今年も行こう」と誘われましたが，Ⅰさんは「車いすでしか移動できないし，気管切開もしているので行けない」と残念そうに答えていました。妻はその様子を見ていて，訪問看護師に「なんとかお花見に行くことはできないだろうか」と相談しました。

1　希望実現のポイント

■希望の把握

　Ⅰさんの場合，実現したい希望は「友人や家族と花見に行くこと」である。

■ 希望実現過程で重要なこと

基盤にある病気の悪化や予期せず生じる健康上のリスク，事故による不利益を回避する。また，もしリスクが生じた場合の早期発見と適切な対処・計画変更の備えをし，安全に実施する。

また，妻（家族）の同意と協力を得ることも重要である。訪問看護事業所の管理者と支援チーム（同僚訪問看護師，主治医，介護職員，福祉職員など）との合意形成および協力体制を構築する。

■ 希望実現のプロセス

3つの前提条件を確認し，条件が満たされていると判断した後，在宅療養生活支援の専門家として，〈基盤となる療養生活支援〉と〈希望実現支援〉の計画を立て，計画が安全に遂行されるよう支援していく（図1）。

2 前提条件を確認する

前提条件の3項目について考える。

■ ①在宅療養者の健康状態は生命に危険がなく，希望実現支援を継続できる状態である

Ｉさんは車いす移動で気管内吸引による気道浄化を必要とする状態であるが，本人に意欲があり，バイタルサインおよび痰の性状，呼吸状態に異常がない状態が1カ月間続いている。健康状態は安定していると判断でき，希望実現計画を実行できる。

■②在宅療養者は在宅療養生活上の希望を持っており，他者に表明できる

妻から相談を受けた訪問看護師は，「車いす移動で気管切開もしているので行けない」と考えるⅠさんに，「行きたい」気持ちがあるかの確認と「行ける」ようにするためのリハビリテーション内容および人・モノの準備について提案をした。その後，Ⅰさんは「友人や家族と花見に行きたい」という希望を妻や訪問看護師などに表明し，訪問看護師が支援目標をこの希望に定めることに同意し，妻と共に喜んでいる。Ⅰさんの〈希望〉を「友人や家族と花見に行く」とする。

■③生活環境は在宅療養者の希望を尊重し，許容する

Ⅰさんは自宅で妻と二人暮らしをしており，妻もⅠさんの希望を実現できるよう支援する意思がある。訪問看護師は，Ⅰさんの希望を実現するために可能な限りの支援（環境整備など）が得られると判断する。

以上のことから，Ⅰさんの状況は，希望実現モデルの前提条件3項目を満たすと判断した。

3　支援計画を立案し実行する

1｜〈基盤となる療養生活支援〉の計画を立てる

〈希望実現支援〉の計画の基盤になる健康課題を，「現在の健康課題」と「希望実現のための健康課題」に分け，現在の健康課題に対応する支援の計画を〈基盤となる療養生活支援〉として立てていく。〈生活課題支援〉と〈健康課題支援〉の2つの視点から，以下について観察し，〈希望実現支援〉の開始または継続の可否を判断する。

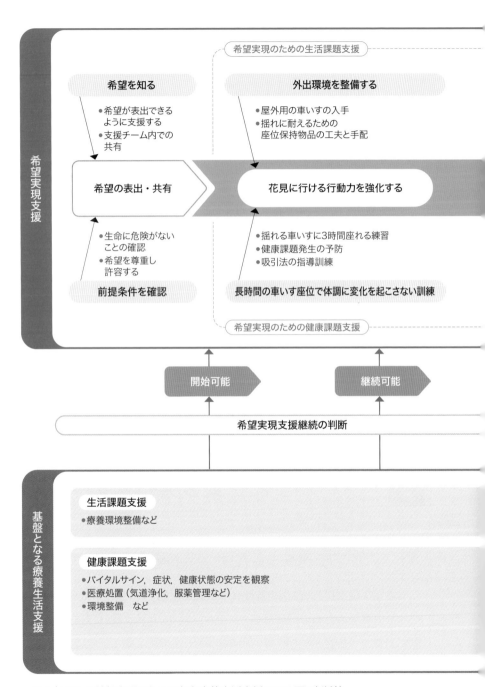

図1 | Iさんの希望実現のための在宅療養生活支援モデル図：中断前

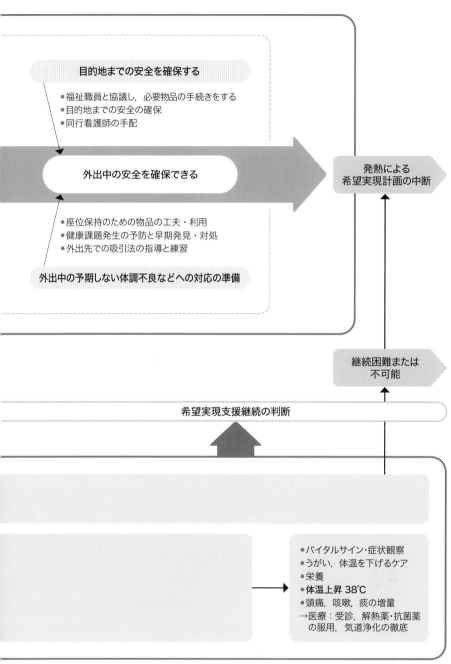

目的地までの安全を確保する

- 福祉職員と協議し，必要物品の手続きをする
- 目的地までの安全の確保
- 同行看護師の手配

外出中の安全を確保できる

発熱による
希望実現計画の中断

- 座位保持のための物品の工夫・利用
- 健康課題発生の予防と早期発見・対処
- 外出先での吸引法の指導と練習

外出中の予期しない体調不良などへの対応の準備

継続困難または
不可能

希望実現支援継続の判断

- バイタルサイン・症状観察
- うがい，体温を下げるケア
- 栄養
- **体温上昇 38℃**
- 頭痛，咳嗽，痰の増量
- →医療：受診，解熱薬・抗菌薬
  の服用，気道浄化の徹底

▶次のページに続く

189

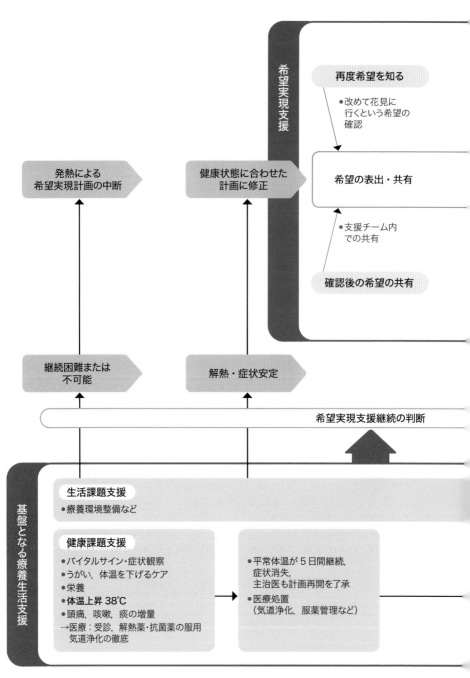

図1 | I さんの希望実現のための在宅療養生活支援モデル図：中断後

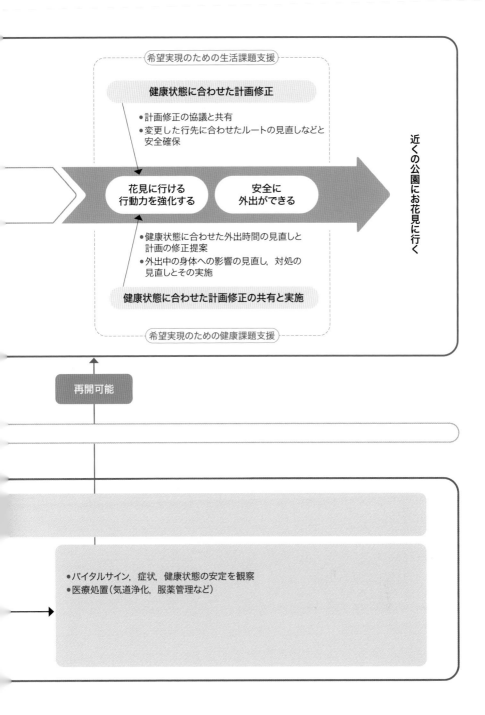

希望実現のための生活課題支援

健康状態に合わせた計画修正

- 計画修正の協議と共有
- 変更した行先に合わせたルートの見直しなどと安全確保

花見に行ける行動力を強化する

安全に外出ができる

近くの公園にお花見に行く

- 健康状態に合わせた外出時間の見直しと計画の修正提案
- 外出中の身体への影響の見直し，対処の見直しとその実施

健康状態に合わせた計画修正の共有と実施

希望実現のための健康課題支援

再開可能

- バイタルサイン，症状，健康状態の安定を観察
- 医療処置（気道浄化，服薬管理など）

■ 健康状態の観察と看護判断

　現在の状態や症状を知るための観察を行う。バイタルサインや基礎疾患とその後遺症である麻痺の状態，合併する障害，気道感染状態などの観察を行い，平時の状態からの逸脱（特に悪化）がないことを確認する。

■ 医療的ケアの適切性の観察と評価

　医療的ケアが適切に行われているか観察する。Ｉさんは，服薬のコンプライアンスや吸引器使用による喀痰吸引により気道浄化が適切に行われている。摂食や睡眠，排せつ，精神力も逸脱はみられない。

■ 悪化予防，悪化対策

　平時の状態からの逸脱（症状悪化）予防が行われているかを確認する。日々のリハビリテーションや気道浄化訓練（自力による排痰訓練など）も行われている。症状悪化時の対策については，毎月のカンファレンスで確認している。

■ 状態観察の結果を判断し，希望実現計画の開始をカンファレンスで共有する

　毎回の訪問時に，その時点での健康状態の観察結果などから，希望実現計画を継続してよいかを判断する。継続困難と判断された場合には，希望実現計画を変更・中止する。

　さらに現状では，Ｉさんが〈希望〉に向かって挑戦することに，主治医からも大きな課題は指摘されていない。

　以上より，悪化を予測させる兆候は見つからず，希望実現計画の実施は可能と判断した。

2 〈希望実現支援〉の計画を立てる

⊙──── 希望の共有

　訪問看護師は，Ｉさんの「友人や家族と花見に行く」という〈希望〉を家族と共有し，主治医から花見に行く〈希望〉実現に対する医学的視点からの了解を得た。その上で，訪問看護事業所の管理者や同僚と共有し，定例カンファレンスで支援チームと共有した。

　また，経済的側面から，介護支援計画に権限を持つケアマネジャーに対して，Ｉさんの〈希望〉実現計画の実行のために，場合によってはケアプランの変更を依頼することを理解してもらうなど，ほかの支援者にもそれぞれ協力を求めた。Ｉさんがカンファレンスに出席困難なため，訪問看護師は「友人と花見に行きたい」とＩさんが〈希望〉を語る様子を録音して提出するなど，共有の条件を整えた。

　Ｉさんの生活の質の向上を目的に，安全第一で行うことを十分に説明した結果，（制度上の限界などはあるが，可能な範囲内において）支援チームの協力を得られることになった。

　さらにＩさんの〈希望〉を実現するために，以下の3つの視点から〈支援〉を検討した。

⊙──── 在宅療養者の行動力を強化する支援

■長時間の車いす座位で体調に変化を起こさないよう訓練する

　毎年花見に行っていた公園は電車で片道15分の場所にあることから，十分な余裕をもって1.5時間，車いすに安楽に座位を保つ必要がある。そのため，食後テレビを見ながら車いすで座位をとる時間を徐々に延長していく。このときに，Ｉさんの血圧や呼吸状態などバイタルサインの変化や，姿勢の保持状況，皮膚の状態，苦痛感などを観察し，異常

な状態の有無や体力の限界などを判断し，安全に行動力が強化できるように支援していく。

■ 道路移動や交通機関に乗車し，揺れに耐えて移動できるよう訓練する

　室内である程度車いす座位時間が延長できたところで，外出用の車いすでの座位練習に移り，クッションや座面のマットなどが体に合うように工夫を行う。これらが落ち着いたところで，短時間の外出をして，一般道路を移動することによる揺れや段差による衝撃に慣れるようにする。花見のシミュレーションとして近隣の公園へ行ったり，電車に試乗したりと，Ｉさんの身体を慣れさせると共に，介助者の介助方法や公共交通機関の乗り方など体験して学ぶ機会をつくる。

■ 外出中の吸引方法を指導する

　外気に触れることと段差の振動や乗り物の揺れにより，痰が出やすくなることがあるため，外出中にも吸引できる準備を行う必要がある。また，家族にもその方法について伝え，外でも吸引を実施できるように指導を行う。持参する吸引器一式については，予備の消毒カテーテルやぶつけても破損しない排痰瓶やその交換品，電池や充電器など電源確保の準備を行う。これらは家庭内で行う吸引器一式とは異なるため，別途考えておく必要がある。さらに，うまく吸引できない場合に生じる健康課題の観察法や対処法も整えておく。

⊙── 実現行動中の安全を確保する環境の整備に対する支援

■ 屋外用車いすの入手を支援する

　Ｉさんが現在使用している車いすは室内仕様であるので，屋外用の車いすを入手することが望ましい。ケアマネジャーや福祉職員，理学療法士らと連携して，経済的課題を調整した上で，Ｉさんの自己負担金額に

ついて家族と話し合って解決する。

　屋外用車いすは，Ｉさんの身体に合ったものを選ぶ必要がある。この際，長時間座ることを考えて，座面のクッションや身体を支えるための用具などについても検討し，Ｉさんの外出に適切な車いすを調達する

■ 屋外で吸引するための必要物品の入手を支援する

　車いす同様にケアマネジャーの采配を得て，外出用の小型吸引器を入手する。入手後は，家族に吸引器の使用方法を説明し，吸引方法について指導を行う。自宅でも外出用の吸引器を使用し練習を行い，屋外で安全に吸引できるように手技の確認を行う。また，外出練習の際にはその吸引器を持参し，外出先での吸引の練習を行う。外出時の振動や衝撃により機器の不具合が生じる場合や，手際が悪く消毒器材を不潔にしてしまう場合もある。このようなことが起こっても適切に吸引を行うことができるように，手動式の吸引器やカテーテルなどの機材の交換品も準備して，より安全に行えるよう整える。

◉── 実現行動中の安全を確保するための支援

■ 医療の維持に関する必要物品の準備・同行者の手配

　外出の日の気温や湿度の状況や振動などの刺激によって，痰の喀出量が増加したり痰が固まりやすくなったりする。また，車いすで行く初めての花見で緊張し，疲労から体調を崩しやすくなることも考えられる。このようなことに対して早めに状態を見極め，適切に対応していくために，特に初めの数回は訪問看護師の同行が必要となる。訪問看護師は，事業所内で担当を決め，担当者にＩさんと家族の情報，準備状況や手順，注意点について伝える。また，担当者は準備として外出練習に参加し，Ｉさんと家族と十分にコミュニケーションをとっておくと，Ｉさんや家族の信頼・安心感を強化できる。

■ 移動中や目的地において，予測していない体調の変化などの緊急事態に遭遇する可能性を考え，対応できる準備をする

主治医と外出中の身体の危険について十分に話し合い，緊急時の対応方法について指示や意見を受けておく。また，花見に行く日時と場所を事前に伝え，緊急連絡を行いやすくしておく。緊急搬送となった場合には，搬送先の病院と連絡が取れるように準備しておく。

■ 目的地までの道筋にある障害（段差など）を事前に知り，安全策を準備する

花見を行う公園までの交通経路を確認し，道路の段差や交通の激しさ，電車の車両の位置などを事前に確認し，道路に関しては，できるだけ車いすが安全に走行できるルートを選ぶようにする。花見会場の混雑状況も確認し，混雑を避けるように時間帯なども考える。また，落ち着いて吸引ができるような場所も複数チェックしておく。

◉──〈希望実現のための健康課題支援〉

希望実現計画の実施に伴って，発生の可能性がある健康課題に対する支援を考える。

本項では前述の各項目において記載しているが，〈目標〉ごとに健康課題をまとめて考えてもよい。その際，同じ健康課題支援が複数の〈目標〉に出現することがあるが，それは複数の〈目標〉において必要な支援であるということなのだから，重複を避けて削除する必要はない。

4 計画を中断し，変更する

◉──希望実現支援計画の中断

花見に向けての練習を順調に進めていた I さんであったが，花見の実現まで1カ月となった頃に，38℃台の発熱があり，痰の性状が黄色粘稠で倦怠感と息苦しさ（SpO_2：96％）を訴えていた。訪問看護師は，その日の希望実現支援の継続は行わないと判断し，医師に訪問診療の依頼をした。医師の診察の結果，I さんは肺炎は起こしておらず，風邪であろうということで，1週間程度の安静と薬物投与で様子をみることとなった。そのため希望実現支援計画は中断することになった（190-191頁）。

◉──身体状況に合わせた希望実現支援計画の変更と計画の実施

1週間後，I さんは平熱が5日間継続するなどバイタルサインも落ち着き，苦しさや倦怠感もなくなったということで，主治医の了承も受け，I さんから再度「花見に行く」という希望を確認し，希望実現支援を再開することとした。しかし1週間臥床して過ごし食欲も落ちていたことから，体力が低下している状況であった。そのため，座位練習は，訪問看護師が状態観察をしながら，可能な時間の長さを判断して行った。その結果，2週間後に3時間の外出は厳しいのではないかという判断となり，I さんと家族を含めて，医師，ケアマネジャーなどの支援チームで，今後の計画について話し合いを行った。その結果，I さんの強い希望を尊重し「花見に行く」という〈希望〉の変更はしないこと，座位が可能な時間を考えて，花見も含めて1時間以内に帰ってくることができる場所に変更することが確認された（190-191頁）。

5 希望を実現し，新たな希望の表出と生活の質向上につなげる

Ⅰさんは，変更した〈希望〉通りに，友人や家族と花見を行うことができた。準備した通りに移動でき，振動による吸引器のトラブルもなく，外出先で吸引を行うことができた。

帰宅後Ⅰさんは，「見てきた桜の絵を描きたい」と言い，「趣味であった油絵を再開し，桜の絵を描くこと」を次の希望として表出した。その後，外出する自信がついたのか，「美術館に行きたい」と2時間程度の外出の希望も表出するようになった。

次第に，Ⅰさんは積極的に生活するようになってきている。活気が出て，友人からも「病前のⅠさんのように元気だ」と評される。訪問看護師はⅠさんを支援して，生活の質向上とは，大きなイベントはなくとも，少しでも病前の生活をとり戻せるような日常的支援を積み重ねることによって可能になると学んだ。

ALS を持つ 40 代女性の「帰宅した娘を毎日出迎えたい」という希望を実現する

中山優季　原口道子

1 希望実現のポイント

　希望の把握

　希望実現過程で重要なこと

2 前提条件を確認する

　① 在宅療養者の健康状態は生命に危険がなく，

　　希望実現支援を継続できる状態である

　② 在宅療養者は在宅療養生活上の希望を持っており，他者に表明できる

　③ 生活環境は在宅療養者の希望を尊重し，許容する

3 支援計画を立案し，実行する

　〈基盤となる療養生活支援〉の計画を立てる

　〈希望実現支援〉の計画を立てる

4 〈希望〉を実現する

　Jさん，40代の女性です。20代で結婚・出産し，12歳の娘と多忙で不在がちな夫との3人暮らしです。

　5年ほど前に，洗濯ばさみがつまめなくなり，ペットボトルの蓋もうまく開けられないと感じました。その4カ月後，娘の小学校入学の準備をしていると名前をうまく書けないことに気づきました。

　娘が小学校に入学してしばらくは忙しく，近医を受診できたのはそれからさらに2カ月後でした。特に異常はないと言われましたが，娘が夏休みに入る頃には転びやすくなっており，秋になって近医から紹介状を書いてもらい，大学病院を受診しました。すると「ALS（筋萎縮性側索硬化症）という進行性の運動神経の病気です」と言われ，しばらく入院することになりました。

　ときどきむせるようになり，37歳で再入院して胃ろうを造設しました。退院後から，P訪問看護事業所より訪問看護を受けるようになり，それから1年後，非侵襲的人工換気療法（NIV）を導入しました。

　発症から5年3カ月経った現在は，会話が通じにくくなり，文字盤や視線入力装置を利用し始めています。小学6年生になった娘の成長を見守りたいので，できるだけ気管切開への移行を先延ばしにしたいと思っています。40歳になったので，介護保険が適用される年齢となり，利用の手続きをしたいと考えています。また，支援体制を強化するために，2か所目のS訪問看護事業所の利用を開始することになりました。

希望実現のポイント

■ **希望の把握**（図2では希望の表出・共有）

　今回，Ｓ訪問看護事業所が契約をするにあたり，Ｊさんの希望を知りたいと本人に依頼し，SEIQoL-DW の手法を用いた面談の場を設定した（図1）。Ｊさんは，口話と意思伝達装置を用いて回答した。

　子育てで大事にしたいことについて尋ねると，Ｊさんから，「私が小さいときは，鍵っ子だったので，帰宅時に誰もいなくてさみしかった」という発言があり，「下校時刻に出迎えて，お帰りなさいと言う」ことが具体的な目標になりそうだと話し合いを行った。

■ **希望実現過程で重要なこと**

　本事例への希望実現モデルの適用を考える際には，身体・精神・社会面からの情報収集が欠かせない。特に，一時点ではなく，発病まで，そして発病後の経過を踏まえ，どのような変遷をたどっている人なのかを意識して情報収集につとめる。

　身体面については，発病後5年，NIV 導入後2年が経過しており，進行期から維持期にあるといえる。NIV の実施により安定はしているが，気道浄化や気道確保の状況によっては，生命維持に影響を及ぼす危険を常にはらんでいるともいえる。NIV の限界を示す徴候の出現に留意しながら，情報を収集する。

　まず前提条件を確認し，条件が満たされていると判断した後，在宅療養生活支援の専門家として，〈基盤となる療養生活支援〉と〈希望実現支援〉の計画を立て，計画が安全に遂行されるよう支援していく（図2）。

Cue 1　子どもの成長（レベル：5　重み付け：35%）

- 何より大事なもの。子どもがいたから，生きていくことが「当たり前」である。
- 最近は，あまり顔を見せてくれなくなってさみしい。

Cue 2　同じ病気の人との関わり（レベル：5　重み付け：20%）

- 患者会やSNSでつながった仲間たち。交流するのが，生きがいともいうべきもの。

Cue 3　コミュニケーション（レベル：3　重み付け：25%）

- なくてはならない，命綱。思ったことがすぐに伝わらないとストレスになる。視線入力装置が届いたときは感激した。最近は，キャリブレーションがうまくいかないことがあり，使えなくなったらどうしようと心配になる。

Cue 4　健康（レベル：3　重み付け：10%）

- ALSになってしまったのは仕方ない。でも，心まで奪われたくない。
- 最近は，NIVマスクを外せる時間が少なくなりつつある。

Cue 5　友情（レベル：8　重み付け：10%）

- 困ったときに助けてくれる存在。

Index 合計＝46

図1｜SEIQoL-DWを用いたJさんの面談結果

2　前提条件を確認する

■① 在宅療養者の健康状態は生命に危険がなく，希望実現支援を継続できる状態である

原疾患に起因した呼吸筋力低下による呼吸不全は，人工呼吸療法を実施することにより，代償されている。人工呼吸器およびその周辺機器が正常に作動し，気道浄化が図られる限りにおいて，医学的な安定は得られているといえる。だが，NIVにおいては，確実な気道確保がなされているわけではなく，窒息などの危険が常にあることを認識する必要がある。

■② 在宅療養者は在宅療養生活上の希望を持っており，他者に表明できる

Ｊさんは，子どもの成長を何より楽しみにしている。思春期を迎える子どもへの接し方に少々戸惑いはあるが，子どもと過ごす時間を大事にしている。また，同病の仲間との交流も盛んで，視線入力装置を用いたチャットやSNSへの発信を生きがいにしている。

Ｊさんの希望として，「できる限り気管切開はせず，子育てを続けていきたい」ということが表明された。

■③ 生活環境は在宅療養者の希望を尊重し，許容する

Ｊさんは，自宅で夫・娘と生活している。夫は仕事で日中不在である。支援体制として，訪問看護を週3回利用し，さらに障害者総合支援法における重度訪問介護で，日中16時間と週5日の夜間滞在型の介護支援を受ける環境にあった。今回，介護保険の給付対象になることを受け，支援体制を見直し，訪問看護事業所を増やして週5日の訪問看護が入る環境となる。人的環境においては，日中見守りも含めた介護支援を受け，Ｊさんの意向に基づき，視線入力装置の操作はいつでも行え

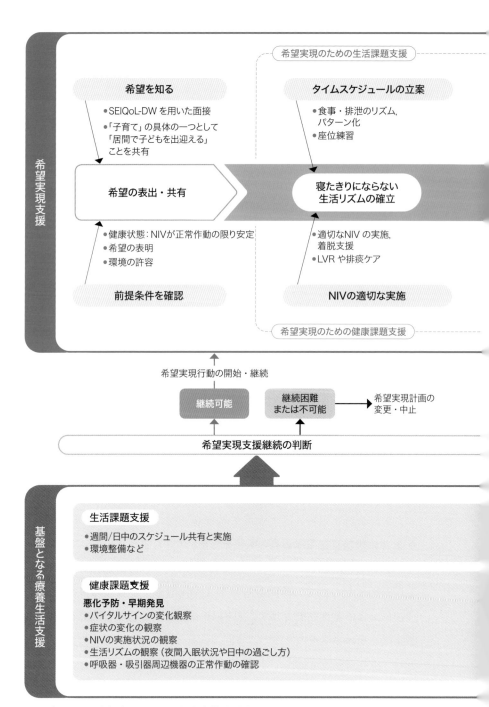

図2 | Jさんの希望実現のための在宅療養生活支援モデル図

意思疎通手段の確立

- 意思伝達装置の適応評価と導入支援
- 文字盤などアナログ手段

効率的・確実に意思の疎通ができる手段の確立

- 身体機能評価（意思疎通手段としての活用部位の見極め）
- 全身の拘縮予防リハ
- 眼乾燥予防ケア

残存機能維持

居間で安楽に過ごす

- 居間で過ごすための安楽ソファや車いすの導入検討
- 居間での視線入力/PCの操作環境整備・見守り

呼吸器を装着し，安全に（自由に）家屋内を移動する

- 居宅 ↔ 居間までの移動方法の検討
- 移動中の呼吸確保
- 居間で過ごす際の気道浄化

居宅 ↔ 居間までの安全な移動

子育てを続けるために，居間へ行き，子どもを出迎える

希望実現支援継続の判断

生命維持・健康課題改善
- NIV の確実な実施（マスクフィッティング，適切な設定）
- LVR（肺胸郭の可動域の訓練）実施，排痰ケア
- 健康状態の観察と悪化予防・回避策（排痰ケア数時間後の吸引，痰の移動の促進）

る環境にある。

　日常生活においては，そのときやりたいことを最優先にしてしまうため，自身の健康管理がおろそかになってしまう現状もある。具体的には，来客と経管栄養の時間が重なってしまうと来客対応が優先され，経管栄養を抜いてしまう，当事者仲間とのチャットに夢中になって，長時間同じ姿勢でパソコン（PC）を見続けてしまう，定期的な排便介助を受けることをやめてしまうなど，基本的な生活リズムに沿った生活をおろそかにしてしまうことがある。

3 支援計画を立案し，実行する

1 〈基盤となる療養生活支援〉の計画を立てる

　希望を実現する支援の基盤には，基盤となる療養生活支援（〈健康課題支援〉と〈生活課題支援〉）がある。〈健康課題支援〉として，「気管切開をできるだけ先延ばしにする」ことが目標であり，そのための支援として，「気道浄化が適切になされ，NIV が有効に継続できる」ことが挙げられる。

　これは，〈希望実現のための健康課題支援〉でもあり，基盤となる〈健康課題支援〉でもある。つまり，J さんの希望を実現するために欠かせない NIV の継続が希望実現の土台でもあることを示している。

　そこで，健康状態の悪化予防・早期発見のために，以下のような計画を立てた。

- バイタルサインの変化の観察
- 症状の変化の観察

- NIV の実施状況の観察
- 生活リズムの観察（夜間入眠状況や日中の過ごし方）
- 呼吸器・吸引器周辺機器の正常作動の確認

  日常的な〈生命維持・健康課題改善〉支援として，
- NIV の確実な実施（マスクフィッティング，適切な設定）
- LVR（肺胸郭の可動域の訓練）実施，排痰ケア
- 健康状態の観察と悪化予防・回避策（排痰ケア数時間後の吸引，痰の移動の促進）

を計画として挙げ，共有した。

　基盤となる〈生活課題支援〉としては，日常生活の支援がある。Ｊさんが介護保険の給付対象になったこともあり，支援チーム内で共有するために，サービス担当者会議が行われた。Ｓ訪問看護事業所が検討した1日のタイムスケジュール案を提示し，関係者が共通の認識を持ってケアにあたれるよう話し合った。

　Ｊさんの「できる限り気管切開を先延ばしにしたい」という希望は，もっともではあるが，常に生命維持との葛藤と背中合わせであることを支援チーム全体として共有し，緊急時の対応，連絡体制について，今一度，確認し合った。

2 〈希望実現支援〉の計画を立てる

⊙──〈希望〉の共有

　前提条件の確認と〈基盤となる療養生活支援〉の充足をもって，〈希望実現支援〉の開始・継続が判断されている場合において，希望実現行動は継続される。

　〈希望の表出・共有〉において，現在の健康状態についてＪさんに説明し，〈希望実現支援〉のためには，日常生活のリズムづくりと，基盤

となる状態維持（気道浄化が適切になされ，NIV療法が有効に継続できる）が重要であることを共有した。

その上で，希望実現支援上の〈希望〉として，「子育てを続けることができる」とし，具体的には，子どもの下校時刻には，車いすに座って居間で出迎え，子どもと学校や宿題について話をすることとした。

〈希望実現支援〉の具体策として，以下の3つを〈目標〉とした。

- 目標①　寝たきりにならない生活リズムの確立
- 目標②　効率的・確実に意思の疎通ができる手段の確立
- 目標③　呼吸器を装着し，安全に（自由に）家屋内を移動する

さらにそれぞれの目標に対して，以下の3つの視点から〈支援〉を検討した。

⊙── 在宅療養者の行動力を強化する支援

SEIQoL–DWの面接を通じて，Jさんの大切にしていることを共有することができた。

行動力とは，「○○に行きたい」というような物理的な行動のみを指すのではなく，子育ての継続や患者仲間との交流など，日常生活に張りと潤いをもたらすようなことでもある。病気に気持ちがとらわれてしまうとなかなか希望の表出が難しくなることでもあるので，「希望を聞く」場としてのSEIQoL–DWのような面接技法や，ケアの中でのたわいない会話を大切にしていきたいものである。

⊙── 実現行動中の安全を確保する環境の整備に対する支援

安全を確保する環境の整備として，意思伝達装置の導入支援や電源が不要な意思伝達手段の確立など，いつ，どのような状況でも，相手に確実に思いや状況を伝えられることが必須である。また，視線入力装置の

過度の使用から起こる眼疲労を防いだり，眼乾燥を防ぐ点眼を実施したりするなど，眼の保護に関するケアも欠かせない。

　家庭内という短距離ではあるが，移動の安全（移乗方法，リフトを使うのか否か，人力か）および安楽な姿勢で座位のとれるソファや車いすの準備なども，環境整備に含まれる。さらに，各部屋入口の敷居やふすまでのちょっとした段差も，つまずきの原因や室内用車いすの移動の妨げとなりえるため，できるだけバリアフリーの環境を整えることが重要である。

⊙───　実現行動中の安全を確保する（危険回避）ための支援

　短い距離ではあるものの移動時の安全確保が必要である。自室から居間までの移動方法と所要時間，および呼吸器（NIV）をその間離脱して移動するのか，装着したままでの移動とするのか，具体的な呼吸器離脱可能時間を検討し，その範囲内で，抱えての移動の場合に，移送しやすいようなシートを活用するなど工夫が必要である。現時点では家庭内で移動できる車いすが用意されていないため，訪問看護師１名，介護職員２名の計３名で，頭部，腰部，下肢を持ち上げ，抱え込み移送とするが，バリアフリー環境にない場合には，前述したような小さな段差に留意するよう声かけを行うとよい。また，呼吸器を離脱せずに実施が必要となる場合には，人工呼吸器の内部バッテリーでの作動が可能かどうかや，回路の牽引，マスクのずれなどのトラブルに注意をしなければならない。

⊙───　〈希望実現のための健康課題支援〉

　抱え込み移動時の落下，呼吸器トラブルなど移動に伴い発生し得る危険の回避や，居間に置き場がないという理由で吸引器は自室に置いたま

まにしておくが，痰が絡んだ時など，必要時すぐに使用できるように準備をしておくことなど，日常ケアを確実にベッド周囲以外の場所で行えるような準備を整えておく必要がある。

さらに，〈希望実現支援〉の基盤としての〈健康課題支援〉における健康状態の悪化予防・早期発見に努めるとともに，日常的な医療支援を継続して行い，NIV が継続されているかぎりは，〈希望実現支援〉を継続できると判断する。

4 希望を実現する

以上の計画のもとに，〈希望実現支援〉を実行した。1 日のケアプランに沿ったタイムスケジュールで，今，何をしないといけないかが，誰が支援に入っていても分かるようになり，J さんが食事を抜くようなこともなくなり，規則正しい NIV が実現できた。

また，意思伝達装置については，スマートフォンのアクセシビリティ機能を活用しながら，視線入力装置の導入に向け，使用の評価を受けている。居間までの移動は，抱え込み移動を実施するケア者のケア時間をそろえることで，息の合った移動ができるようになった。また，より安全な移動のために床走行式のリフトの導入を勧められ，試してみたところ，乗り降りの苦しさが想像していたよりはずっと楽に行えるようになった。

「子どもの下校時刻には，車いすに座って居間で出迎え，お帰りなさいと言う」という J さんの希望は叶い，娘さんとおやつを楽しみながら，学校での様子を聴くことができるようになった。

おわりに

　振り返ると，本書に関する研究会を始めて6年の歳月が経ち，仲間も2人から9人に増えた。この間に，それぞれが両親の高齢化と向き合い，自身が体調を崩すなど，看護を受ける立場を経験した。私たちは加齢を回避できないと知りつつも，自分たちを支える看護を期待していた。

　それはどんな期待か？　若い頃の活発な生活を取り戻すことは困難としても，この状態を受け止めた上で，生活に安心と希望，最期まで生きぬく力を与え，支える看護への期待である。このような看護を行うためには，健康に関する専門的知識や技術，知恵が必要であり，それこそが療養生活支援ではないかという答えに行き着いた。では，看護師は，療養生活支援を主体的にどのように行っていくのか？　その答えの一つを，モデルとして提示したものが本書である。

　近年の看護師は，それぞれの実践現場で創造的な活動を活発に行っている。例えば，ある看護師たちは看護外来を開き，外来診療利用者たちを対象に，健康課題によって生じる生活課題の解決に向けて看護を提供している。外来診療利用者は，自律して生活の質向上を目指す営みに向けて看護師から力を与えられ，励まされている。

　このように，看護師は診療の補助と共に，看護師独自の支援を開発している。それこそが看護の発展である。その活動の一つに本書のモデルが加えられることは，著者一同の大きな喜びである。

　最後に，本書の発行に関して多大な苦労をしてくださった栗原ひとみさんをはじめとする医学書院の皆様に深く感謝を申し上げる。

川村佐和子

索引

あ

アドボカシー ……………………………… 63
アドボケート（権利擁護者）………… 63, 71, 75
新たな看護のあり方に関する検討会
……………………………………… 10, 12, 23
安全配慮義務 ……………………… 170, 179
意思決定
……… 36, 38, 39, 42, 45, 46, 65, 69, 74, 129
医療法 ………… 3, 6, 10, 17, 24, 36, 51, 71
インフォームド・コンセント ………………… 6

か

介護医療院 ……………………………… 17, 24
介護職員などによる喀痰吸引等（痰の吸
　引・経管栄養）制度 ………………… 150
介護保険 ………… 16, 18, 25, 27, 125, 149
介護保険法 ………… 14, 16, 40, 123, 181
介護老人保健施設 ……………… 17, 24, 126
可視化 ………………… 11, 15, 81, 182
看護師等の人材確保の促進に関する法律
……………………………………………… 9
看護師の主体的業務 ………………… 10, 81
看護小規模多機能型居宅介護
…………………… 16, 18, 42, 97, 136, 181
看護職の倫理綱領 ………… 30, 51, 64, 71
協働意思決定 ……………………………… 74
ケアマネジャー（介護支援専門員）……… 16,
　27, 92, 97, 124, 125, 127, 130, 131, 150, 161
刑法 ………………………………… 29, 30
結果回避義務 ………… 31, 93, 98, 170, 179
結果予見義務 ………… 31, 93, 98, 170, 179
健康保険法 ………… 14, 20, 24, 123
合意形成
……… 65, 69, 72, 74, 76, 96, 98, 130, 168, 170
高齢者施設 ……………………… 87, 126, 129

さ

サービス担当者会議 ………… 126, 130, 131
自己決定 ………………… 36, 40, 63, 70, 75

主治医（主治の医師）………… 21, 24, 92, 98,
　119, 123, 127, 128, 129, 135, 149, 186
守秘義務 ………………… 29, 54, 160
診療の補助 …… 10, 12, 14, 17, 20, 22, 23, 24,
　27, 87, 99, 124, 151
推論 ………………… 60, 118, 154, 156
生活者 ………………… 36, 72, 136, 160
セルフケア ………………………… 59, 160
その人らしさ ……………………… 36, 38

た

退院時カンファレンス ………………… 130
代理意思決定 ………………………… 42, 74
地域ケア会議 ……………………………… 131
地域包括ケア ………… 15, 67, 130, 131, 149
地域包括支援センター ………… 124, 129
チーム医療 ……………………………… 11
注意義務 ………………… 31, 93, 98
定期巡回・随時対応型訪問介護看護 …… 16
特定行為 ………………… 24, 125
特定行為研修 ………………………… 124
特定行為研修制度 ………… 9, 11, 12, 152

は

病者役割 ……………………………… 35
プライバシー ………………… 62, 160
保健師 ………………… 13, 126, 128, 161
保健師助産師看護師法（保助看法）
…………… 8, 10, 12, 23, 24, 29, 182

や

ヤングケアラー ……………………… 44

ら

療養上の世話 ……… 10, 14, 18, 20, 23, 24, 31,
　75, 81, 99, 151, 182
療養生活支援 ……… 11, 21, 22, 23, 27, 52, 75,
　81, 82, 85, 87, 104, 166, 182

倫理原則 ……………………………………… 62
老人保健法 ……………………………… 14, 24

欧文

ACP（アドバンス・ケア・プランニング）
……………………………………………… 70
QOL …………… 42, 47, 48, 68, 108, 112, 144